AF298913

MÉMOIRE

SUR

L'ANGINE DE POITRINE.

MÉMOIRE

SUR

L'ANGINE DE POITRINE,

Qui a remporté le prix au concours ouvert sur ce sujet par la Société de Médecine de Paris, le 31 octobre 1809, et qui fut adjugé le 2 février 1813,

Par L.ᵉ JURINE,

Correspondant de l'Institut national; Ex-chirurgien en chef de l'Hôpital général de Genève, et Chirurgien consultant dudit Hôpital; Professeur en Anatomie, en Chirurgie et en Accouchemens; Membre de la Société des Arts, de Physique et d'Histoire naturelle de Genève, et de celle d'Émulation du Canton de Vaud en Suisse; Associé des Sociétés Philomatique, d'Histoire naturelle, de Médecine de Paris, de celle de Médecine pratique de Montpellier, de Venise, de l'Académie de Turin, et Correspondant de la Société des Sciences et Arts de Lille, de celle des Scrutateurs de la nature de Berlin, de celle des Naturalistes d'Hanau, et de l'Athénée de la Langue française de Paris.

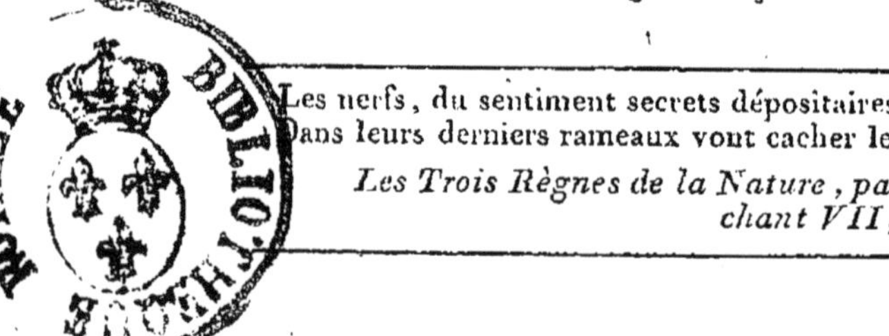

Les nerfs, du sentiment secrets dépositaires,
Dans leurs derniers rameaux vont cacher leurs mystères.
Les Trois Règnes de la Nature, par J. Delille,
chant *VII*, pag. 109.

A PARIS,

Chez J. J. Paschoud, libraire, rue Mazarine, n° 22.

ET A GENEVE,

Chez le Même, imprimeur-libraire.

1815.

INTRODUCTION.

Le Mémoire que nous publions, doit son origine aux circonstances suivantes :

La Société de Médecine de Paris, dans sa séance de rentrée le 31 octobre 1809, proposa de décerner, l'année suivante à la même époque, une médaille d'or du prix de trois cents francs, à l'auteur du Mémoire qui auroit résolu la question suivante de la manière la plus satisfaisante.

« Donner la description de la maladie désignée par les anciens, surtout par les médecins anglais, sous le nom d'*angine de poitrine* ; »

« Indiquer les causes qui la déterminent, et les auteurs qui s'en sont occupés d'une manière spéciale ; faire connoître les maladies qui s'en rapprochent, les affections qui peuvent la compliquer, et celles qu'elle produit à son tour. »

Parmi les mémoires envoyés au concours, trois (au nombre desquels se trouvoit celui de l'Auteur) fixèrent particulièrement l'attention de la Société, comme renfermant beaucoup de recherches et d'érudition. Cependant aucun de ces Mémoires (d'après le rapport de la Société) n'avoit atteint complétement le but : ou les observations empruntées des auteurs y étoient rapportées trop longuement, ou les observations particulières n'y étoient pas assez multipliées, ou les conséquences qu'on en avoit déduites n'y étoient pas assez clairement exposées; ou enfin la partie thérapeutique y étoit entièrement négligée; tous se sentoient plus ou moins de la précipitation avec laquelle ils avoient été faits. En conséquence, la Société crut devoir proroger le concours, vu l'importance de la question, jusqu'à l'année 1812. La question resta posée dans les mêmes termes, sauf la modification suivante dans la première partie du Programme.

« Donner la description de la maladie

désignée, surtout par les médecins anglais, sous le nom d'angine de poitrine (*angor pectoris, angina pectoris*). »

La Société ajouta qu'en posant la question comme elle l'avoit fait, elle n'interdisoit pas aux concurrens la faculté d'examiner si l'angine de poitrine existe comme maladie essentielle, ou seulement comme symptôme; et même si elle ne seroit pas essentielle dans certains cas, et symptomatique dans d'autres.

Le rapporteur de la commission chargée de l'examen des Mémoires envoyés au concours, lut au nom de celle-ci, dans l'assemblée des Commissions des prix, le 25 janvier 1813, et ensuite à l'assemblée générale de la Société, le 2 février suivant, le rapport ci-joint, que nous transcrivons littéralement.

« La Société de Médecine de Paris avoit proposé *l'Angine de poitrine* pour sujet du prix qu'elle devoit décerner il y a deux ans. Peu satisfaite des Mémoires qui lui furent alors adressés, elle crut ne les devoir regarder que comme des ébauches auxquelles leurs auteurs n'avoient pu donner tout le temps que réclamoit l'importance de la question proposée, et peut-être aussi le suffrage de la Compagnie. »

« L'attente de la Société n'a point été trompée. Des trois mémoires qui avoient été envoyés, un seul a été reproduit à ce concours tel qu'il étoit d'abord ; tandis que les autres se sont plus ou moins améliorés par les nouvelles recherches qui y ont été jointes, par une meilleure disposition des matériaux, et aussi par une étude plus approfondie de la maladie. »

« Nous allons vous présenter une analyse de chacun de ces Mémoires, afin de vous mettre à même de prononcer sur leur valeur, et de déterminer jusqu'à quel point leurs auteurs ont approché du but que vous aviez marqué. »

« Le Mémoire coté 2, ayant pour épigraphe : *Multa adhuc restat operis, multaque restabit; nec ulli nato post mille secula præcluditur occasio aliquid adhuc adjiciendi* (Sénèque), est écrit en latin, et avoit déjà été présenté au dernier concours. Il est intitulé : *Commentatio de anginâ pectoris.*

« Cet auteur, qui a décrit l'angine de poitrine avec une brieveté qui va jusqu'à l'obscurité, n'en présente pas un tableau historique plus complet. Il distingue dans l'angine de poitrine trois temps, marqués seulement par la fréquence et l'intensité des accès ; et l'envisage ensuite comme simple ou comme compliquée. Les complications qu'il admet sont très-nombreuses, et ont lieu avec la goutte, soit régulière, soit anomale ; avec la maladie syphilitique, la pléthore sanguine, la gêne dans la circulation ; ou enfin avec des lésions graves de quelque organe de la poitrine, au nombre desquelles il place l'ossification des cartilages des côtes, celle des vaisseaux coronaires du cœur et son obésité. A l'appui de chacune de ses divisions, l'auteur du Mémoire rapporte en général une ou deux histoires particulières ; mais, outre que ces observations sont la plupart incomplètes, plusieurs semblent peu appropriées au cadre dans lequel on les lit. Dans le chapitre deuxième, qui a pour titre : *Signa quibus angina pectoris a suis similibus morbis internoscitur*, l'Auteur compare successivement l'angine de poitrine à *l'inflammation du médiastin*, à *celle du cœur*, à *la pleurésie latente*, à *la péricardite*, à *l'asthme*, à *l'asthme suffoquant*, au *polype du cœur*, à *son anévrisme*, à *l'hydrothorax*, à *l'hydropisie du médiastin*, à *son empyème* et à *la syncope ;* mais il n'a pas su donner à ses parallèles ce trait qui fait ressortir les différences entre des maladies qui, d'ailleurs, ont entre elles quelques points de contact.

Le chapitre troisième, intitulé : *Sectiones notabiles et medicorum opiniones*, est un peu plus fort de doctrine et d'érudition que les précédens. Mais on doit louer surtout l'exposé que l'auteur présente dans le chapitre suivant (*morbi naturæ investigatio*), des opinions que les médecins ont émises sur l'angine de poitrine, et qu'il rapporte aux quatre classes suivantes :

1.º On a nié qu'il existât une maladie spé-
cifique qui méritât le nom d'*angine de
poitrine*; 2.º on l'a regardée comme l'une
des aberrations de la goutte; 3.º d'autres
écrivains ne l'ont considérée que comme
l'effet d'une altération plus ou moins profonde de quelque viscère, et surtout du
cœur et des artères coronaires; 4.º enfin
on a avancé qu'elle étoit une maladie nerveuse : *affectibus nerveis adnumeran-
dum esse*. Cette dernière opinion est celle
qu'adopte notre Auteur. »

« Le chapitre consacré au traitement
ne présente aucune vue thérapeutique
nouvelle, et n'indique aucun nouveau
médicament pour combattre la maladie;
l'extrait de laitue, les mercuriaux en
quelques cas, le cautère, et aussi les
frictions sur le point douloureux du sternum avec une solution de tartrite de
potasse antimonié, sont les principaux
de ses moyens curatifs. »

« En résumé, ce Mémoire est d'une
lecture assez facile par l'enchaînement des
idées, et la manière dont elles sont pré-

sentées ; mais il manque de profondeur et d'érudition, et ne se distingue par rien de saillant. »

« Le Mémoire n.° 3, le seul que son Auteur ait transporté sans changement du premier au second concours, a pour épigraphe : *Multum egerunt qui antè nos fuerunt, multum etiam adhuc restat operis, multumque restabit* (Sénèque), et est également écrit en latin , mais avec plus de pureté et d'élévation dans le style et les idées que le précédent. »

« L'auteur de ce Mémoire regarde l'angine de poitrine comme ne constituant pas par elle-même un genre particulier de maladie : les symptômes qu'on lui a assignés n'étant, suivant lui, que les accidens dus à la compression du cœur. Cette compression, il la rapporte le plus souvent au refoulement du diaphragme par le foie, lorsqu'un état morbide en a déterminé l'excessive ampliation. »

« Cet auteur est tellement prononcé sur cette opinion systématique, que dans les six observations dont il trace l'histoire,

si le malade a succombé, il ajoute que
la mort a été causée par la pression que
le foie faisoit éprouver au cœur : *ab in-
valescente cordis pressione, per hepar
plus justò auctum, durumque, atque
in pectoris cavitate elatum ;* et que,
lorsque les malades vivent, il ne manque
pas de noter que les hypochondres sont
distendus , le foie tuméfié, etc. Mais si
on réfléchit que, dans la définition qu'il
donne de l'angine , il fait entrer en première ligne les mouvemens désordonnés
du cœur, *cordis motus perturbantur,*
on pourra douter qu'il l'ait jamais observée. »

« Et comme il croit que cette compression peut être portée jusqu'au point
d'amener la paralysie incomplète du cœur
et la mort, il ajoute, en parlant du sujet
de la deuxième observation : *veram
cordis paralysim subitaneam effecisse
mortem.* »

« De cette compression extrinsèque,
il dérive aussi cette conséquence, que la
maladie étant tout-à-fait étrangère à la

substance du cœur, *veram anginæ pectoris causam penitùs alienam esse a substantiâ fabricationeque cordis* , le nom de *stenocardie* (cordis angustia), qui lui a déjà été imposé, lui convient le mieux. »

« Sa méthode curative, loin d'avoir quelque chose de propre à l'angine de poitrine, n'a pour objet que de diminuer le volume des organes voisins; aussi recommande-t-il surtout les pilules savonneuses, les vésicatoires , les antispasmodiques , etc. , etc. »

« Il est à regretter que ce Mémoire , dans lequel l'Auteur fait toujours preuve de talens , n'ait été composé que pour soutenir une opinion contre laquelle dépose l'observation de tous les praticiens, et qu'il ait sacrifié tout ce qui pouvoit donner du prix à son travail , l'assignation précise des symptômes, les modes de complication de l'angine , et enfin toute recherche d'érudition , pour approuver les travaux de ses devanciers. »

Le Mémoire n.º 1 (celui de l'Auteur

de ce Mémoire), ayant pour épigraphe les deux vers suivans du poème des *Trois Règnes* :

Les nerfs, du sentiment secrets dépositaires,
Dans leurs derniers rameaux vont cacher leurs mystères,

est écrit en français. Nous allons vous faire connoître ce travail, par une analyse plus détaillée. Voici d'abord la marche qu'a suivie l'Auteur. Après la synonymie de la maladie, il en donne la définition, puis il discute séparément chacun de ses symptômes. Les recherches sur la nature de l'angine précèdent ce qu'il dit du pronostic et du traitement. Enfin il rapporte trente-trois histoires particulières, où il montre la maladie dans son état de simplicité et dans ses diverses complications. Son travail est terminé par un paragraphe sur la classification méthodique de cette maladie, et par quelques recherches sur son histoire.»

« La synonymie que présente l'auteur, contient à peu près toutes les dénominations qui ont été assignées à cette maladie, et il adopte celle d'*angine de poitrine*, que lui a imposée Heberden en 1768. »

« La propre définition de l'Auteur est précédée de celles que les meilleurs écrivains en ont données, et nous devons vous dire, avant tout, que dans ce Mémoire les citations sont longues et multipliées, quoique empruntées avec discernement et classées avec méthode. »

« Il a suivi la même marche à l'égard de la description de l'angine, ce qui fait que celle qu'il en donne, précédée de celles d'Heberden, Elsner, Butter, Parry et Wichmann, quoique très-exacte, paroît nécessairement un peu foible, l'auteur se rencontrant en plusieurs points avec les écrivains dont il rapporte les propres paroles. »

« L'exposé des symptômes et la discussion qu'il établit ensuite sur chacun d'eux, fournissent le plus de lumières sur le diagnostique du mal. Dès le premier de ces symptômes, *la douleur sternale*, on voit l'auteur préparer ce qu'il exposera ensuite plus au long sur l'essence de la maladie. « En procédant ainsi par voie d'exclusion, dit - il page 27 (du Mémoire M. S.), à la recherche du siége de cette douleur, il ne nous reste, pour le placer, que les plexus nerveux de la poitrine, et c'est là en effet qu'il réside véritablement. La manière dont paroît se propager et se terminer cette sensation douloureuse, ses longs intervalles, l'influence qu'ont sur elle les passions de l'ame et le sommeil, ses effets sympathiques sur les extrémités supérieures, la mâchoire, etc., tout concourt à mettre dans la plus grande évidence son essence nerveuse, et à prouver qu'elle est purement spasmodique. »

« Quant au pouls, notre Auteur pense qu'il n'est pas sensiblement altéré dans l'angine simple, mais seulement que, dans ses complications, l'acte respiratoire n'est que très-peu interverti, même dans les plus forts accès. C'est là qu'il a placé un tableau des vîtesses comparées du pouls et de l'inspiration, soit dans l'état d'intermission, soit pendant les accès. »

« On y voit dans le premier cas, le pouls frapper quatre-vingt-deux pulsations en une minute dans l'intermission, quatre-vingt-six dans l'accès ; l'inspiration s'exécuter vingt-trois fois dans les temps de relâche, et vingt-six fois pendant le paroxysme. Dans les troisième et quatrième cas, où l'angine est compliquée, les différences sont infiniment plus marquées. »

« Les auteurs ont varié beaucoup dans les causes qu'ils ont assignées aux différens symptômes de l'angine de poitrine, ou dans ce que nous appellerons sa nature intime. »

« Heberden l'a regardée comme un spasme, susceptible à la vérité de se compliquer avec des altérations de tissu. Fothergill lui a donné pour cause la graisse qui environne le cœur ; Elsner ne l'a vue que comme une affection arthritique ; M.ʳ Beaumes l'a reportée à l'ossification des cartilages des côtes, et Jenner à celle des artères coronaires. Chacune de ces assertions, dont la variété prouve le peu de progrès que l'on avoit faits encore dans l'étiologie de la maladie, est réfutée victorieusement par notre Auteur, qui ajoute : « Si l'opinion que j'ai émise sur la douleur sternale est exacte et juste, elle nous conduira directement à la connoissance de la cause de l'angine de poitrine, qui ne peut être attribuée qu'à une affection nerveuse du poumon. »

« C'est cette opinion qu'il cherche à établir, et qu'il établit en effet d'une manière très-satisfaisante, en la suivant dans toutes ses conséquences. Ainsi il compare l'affection des nerfs pulmonaires dans l'angine de poitrine, aux effets qui résultent de la compression ou de la section des deux nerfs de la huitième paire, s'appuyant, à ce sujet, des expériences de MM. Dupuytren et Provençal. Dans l'un et l'autre cas, l'acte respiratoire continue à s'exercer, mais le sang ne passe plus, au moins d'une manière aussi marquée, à l'état rouge, et la mort qui suit est une véritable asphyxie. » Et s'il est certain, dit notre Auteur, que rien ne

ressemble plus à la mort subite des asphyxiés que celles des *anginés*, on sera
forcé de convenir, non-seulement que la
cause de mort sera la même dans les deux
cas, si l'on trouve le sang carbonisé dans
les cadavres de ceux qui sont morts de
l'angine de poitrine, mais encore que
cette maladie est le résultat d'une affection nerveuse du poumon. Il ajoute :
« que la cause essentielle de cette maladie dépend d'une affection particulière
des nerfs de l'organe pulmonaire. »

« Quoique tout ce que l'Auteur dit
ensuite des phénomènes chimiques qui
ont lieu dans l'angine de poitrine, et de
l'explication ingénieuse qu'il donne de la
mort subite qui termine le plus souvent
cette maladie, soit admissible, nous lui
reprocherons cependant de s'être un peu
étendu sur ce point, et surtout d'avoir
paru attacher trop de certitude à des
assertions probables, mais loin encore
d'être prouvées. »

« De cette étiologie de la maladie, il
résulte, suivant cet auteur, que toutes

les lésions que l'on a regardées comme causes de l'angine de poitrine, ne doivent être considérées que comme des maladies accessoires ou même étrangères, et quelquefois aussi, que comme des effets plus ou moins éloignés de cette disposition morbifique du système nerveux des poumons. »

« Quoique le pronostic que l'Auteur porte de cette névralgie pulmonaire ne soit pas aussi fâcheux que celui des médecins qui n'ont vu dans cette maladie que les effets d'une lésion organique plus ou moins grave, il reconnoît qu'elle est d'autant plus dangereuse qu'elle a duré plus long-temps, et que ses accès sont plus forts et plus fréquens. »

« On trouve dans le chapitre consacré au traitement, une foule de conseils sages, marqués au coin de la prudence et de l'observation, pour arrêter les progrès d'un mal que l'Auteur a parfaitement signalé dès son principe, et qu'il est d'autant plus essentiel d'observer dans ses premiers développemens, que c'est alors surtout que le traitement est plus efficace. Ce traitement, d'accord avec la théorie de l'Auteur, se compose principalement du quina, de la racine de valériane et des antispasmodiques; mais aussi de l'inspiration d'un air plus oxygéné. L'auteur conseille à ce sujet de mettre dans une large vessie moitié de gaz oxygène et de l'emplir d'air atmosphérique. »

« Trente-trois observations d'angine, simple ou compliquée, forment le troisième chapitre. L'Auteur appelle angine simple « les cas où elle n'a été précédée par aucune maladie des poumons, du cœur, de leurs dépendances et de leur enveloppe ; qui a atteint les individus dans un état de santé parfaite, du moins en apparence, et dans laquelle on voit les malades guérir ou périr avant qu'il se soit évidemment manifesté en eux aucun symptôme étranger, par l'affection d'autres organes. »

« Plusieurs de ces observations sont dues à la pratique de l'Auteur, et toutes sont accompagnées de remarques dans lesquelles il fait ressortir leurs traits essentiels. C'est dans ces remarques qu'il trace un parallèle assez étendu entre l'angine de poitrine, l'asthme suffoquant et les maladies du cœur, les seules affections qui lui paroissent avoir avec elle de véritables connexions. »

« Quant à la classification de l'angine, la nature nerveuse qu'il lui assigne, la range de droit dans les *névroses* de toutes les nosologies. »

« Jusqu'ici nous n'avons rien dit des recherches historiques de l'Auteur sur l'angine. Le peu de matériaux qu'il a pu se procurer sur ce sujet, l'a décidé à les rejeter à la fin de son ouvrage, en forme de notes. Parry et Heberden ayant infructueusement dépouillé les anciens, notre Auteur se borne à citer Cœlius Aurelianus, Hoffmann et Morgagni; le cas de Sénèque raconté par lui-même, et celui de Gaspard de Schomberg, qui, dit Mézerai, *travaillé de fois à autre d'une soudaine grande difficulté de respirer, étant près de la porte Saint-*

Antoine, fut saisi tout d'un coup de ce mal, et perdit la respiration et la vie. » (1)

« Ce Mémoire, qu'il faut regarder comme une monographie complète de l'angine de poitrine, est écrit purement et sans prétention. Il prouve des connoissances très-profondes, et fait preuve d'une vaste érudition. Si son auteur a poussé un peu loin le scrupule de ne laisser de côté aucun fait, aucun passage qui pût éclairer l'histoire de la maladie dont il avoit à traiter ; si même cette méthode l'a jeté en quelques longueurs, ou l'a forcé à quelques répétitions, nous dirons qu'il a fait un si bon emploi de ces richesses, qu'elles tournent toutes à l'avantage de la science. »

______

(1) Il mourut le 15 de mars 1599, *dans son carrosse*, en revenant de Conflans, où il avait assisté à un conseil que Henri IV y avoit tenu, pour nommer des Commissaires exécuteurs de l'Édit de Nantes.

Dict. Hist. et Crit. par P. Bayle, Tome 4, p. 167.

(Note ajoutée.)

« Vos Commissaires pensent que ce Mémoire, inscrit sous le n.° 1 , est digne du prix proposé par la Société. » (1)

Nous avons pensé que rien n'étoit plus propre à préparer le lecteur au sujet de ce Mémoire, que le rapport de la Commission des prix, tel que nous venons de le donner. S'il pouvoit y avoir de la vanité de la part de l'Auteur à présenter le panégyrique de son propre ouvrage, il n'y a pas moins de candeur non plus, à mettre sous les yeux du public la censure des parties qui ont été trouvées foibles.

―――――――

(1) Nous prendrons ici la liberté de relever une erreur, typographique sans doute, qui s'est glissée relativement aux titres de l'Auteur. On lit à l'article : « Prix adjugés pag. 157 du Tome 46 du Journal général de Médecine, de Chirurgie et de Pharmacie, la Société adjuge le prix à son auteur, M. Jurine, *professeur de médecine*, à Genève.

L'Auteur, sans préjuger de la prééminence de telle branche de l'art de guérir sur telle autre, n'ambitionne pas d'autres titres que ceux qu'il a acquis et mérités ; ce sont les seuls aussi qu'il ait jamais pris.

(Note ajoutée.)

MÉMOIRE

SUR

L'ANGINE DE POITRINE.

CHAPITRE PREMIER.

DÉNOMINATION, DÉFINITION ET DESCRIPTION DE L'ANGINE DE POITRINE.

§ 1. *Dénomination de l'angine de poitrine.*

                                    années.

SAUVAGES. *Cardiogmus cordis sinistri.* 1763
HEBERDEN . *Angina pectoris* 1768
ELSNER . . *Asthma convulsivum* . . 1778
BUTTER . . *Diaphragmatic gout.* . . . 1791
SCHMIDT. . *Asthma arthriticum.* . . . 1793
PARRY. . . *Syncope anginosa* (1) . . 1799
DARWIN. . *Asthma dolorificum* . . . 1801,
STOELLER . *Asthma spastico-arthriticum inconstans* . . . 1803
BAUMES . . *Sternalgie* 1806

---

(1) Ou *Syncope angens,* l'adjectif *anginosa* n'étant pas rigoureusement latin. (Parry, *Errata et addenda.*)

Ces différentes dénominations feroient croire que celle d'Angine de poitrine donnée d'abord par Heberden à cette maladie, n'avoit pas été heureusement choisie ; cependant elle nous paroît encore préférable à la plupart de celles qu'on lui a depuis substituées.

§ 2. *Définition de l'angine de poitrine.*

Sauvages définit en ces termes la maladie qu'il a nommée *Cardiogmus cordis sinistri :*

Quædam est respirandi difficultas , quæ per intervalla deambulantibus accidit ; in hâc fit præceps virium lapsus , æger propinquis tenetur niti adminiculis, aliàs humi corrueret ; hi ægri ut plerumque derepentè moriuntur (1).

Butter. « C'est une sensations interne dans la poitrine, qui menace d'une mort subite, qui est le plus ordinairement provoquée par la marche et que le repos dissipe (2). »

Parry : « *Motus cordis imminutus, vel aliquamdiu quiescens, a corporis motu inter*

______

(1) Nosologia methodica, vol. 4, page 120, édit. in 8.

(2) A treatise on the disease commonly called Angina pectoris by W. Butter, M. D. London, 1791, page 9.

ambulandum sæpe oriens; præeunte angustiá,
vel dolore , pectoris notabili , per mammam
sinistram præcipue porrecto; sine cordis pal-
pitatione. » (1)

Hesse. « *Vocamus autem anginam pectoris*
asthma accessibus recurrens, quod vires om-
nes , dum hominem corripit , pessumdat ac
dolore summo sub sterno junctum est, quod-
que in arthriticis hominibus plerumque oc-
currit. » (2)

Stoeller. « *Asthma spastico - arthriticum*
inconstans , ex improviso invadens , subito
plurimum, et plerumque in primis paroxis-
mis , cessans, cum acuto premente dolore in
sterno et præcordiis , ad cor et brachium
sinistrum, interdum ad utrumque excurrente,
ad lipothymiam syncopen vel asphixiam le-
thalem usque. » (3)

Baumes. « Sensation extrêmement pénible,
d'abord peu durable, menaçant de suffocation,

---

(1) An Inquiry into the symptoms and causes of the
syncope Anginosa by. C. H. Parry , M. D. London ,
1799, 68.

(2) Specimen inaugurale medicum de angina pectoris. Frid. Christ. Got. Hesse, Halæ, 1800, pag. 4.

(3) Journal der practischen Heilkunde von C. W.
Hufland , Berlin, 1803.

sans changement apparent dans l'acte de la respiration, venant subitement, ayant son siége
variable dans le sternum, et causant dans la
suite une douleur spamodique à l'un des bras,
ou aux deux ensemble, surtout au lieu de
l'insertion du muscle pectoral à l'humerus.
Le paroxysme prend ordinairement en marchant, et cesse lorsqu'on s'arrête, au moins
dans les premiers temps de la maladie (1). »

La définition que je donnerai de l'angine essentielle et simple de poitrine, sera conçue en
ces termes.

C'est une constriction douloureuse et angoissante qui se fait sentir en travers de la poitrine, qui vient en marchant, se dissipe promptement par le repos, et qui n'est accompagnée
ni de palpitations, ni d'irrégularité dans les pulsations du pouls, ni d'oppression, mais seulement d'un peu de gêne dans la respiration (2).

---

(1) Traité élémentaire de nosologie, par Baumes,
Prof., Tom. 2, p. 407.

(2) Le mot *gêne* est pris ici dans une acception limitée,
pour rendre l'idée d'un léger serrement de poitrine qui
n'entrave pas la respiration, et qui ressemble à celui
que fait éprouver un profond chagrin.

§ 3. *Description de l'angine de poitrine.*

Quoique les ouvrages des auteurs anciens contiennent des observations de maladies qui, par la nature de leurs symptômes, ont beaucoup de rapports avec l'angine de poitrine, et quoique le D.ʳ Rougnon ait consigné dans une lettre adressée à M.ʳ Lorry, en 1768, un cas de ce genre bien caractérisé (1), on ne peut se refuser néanmoins de convenir que c'est au D.ʳ Heberden qu'on doit la connoissance exacte de cette maladie. La dénomination nouvelle qu'il lui a donnée, a d'abord fixé l'attention des médecins sur son essence, et par la description qu'il a faite de ses symptômes, il l'a fort bien signalée. Ce sera donc par cette description que je commencerai l'exposé de celles qui nous ont été transmises jusqu'à présent.

« Il est une maladie de poitrine aussi re-
» marquable par la violence de ses symptômes
» particuliers, que grave par l'espèce de danger
» qui l'accompagne. Elle n'est pas extrêmement
» rare, cependant aucun auteur n'en a parlé.
» Son siége, la constriction et l'angoisse qui

____

(1) A Besançon, chez J. F. Charmet.

» l'accompagnent, peuvent lui faire donner le
» nom d'*angina pectoris*.

» Ceux qui ont cette maladie, sont affectés,
» pendant qu'ils se promenent, surtout après
» avoir mangé, d'une sensation pénible et fort
» désagréable dans la poitrine. Il leur semble
» que si cet état augmentoit ou continuoit, ils
» ne pourroient pas le supporter sans en mourir,
» et aussitôt qu'ils s'arrêtent cette sensation se
» dissipe.

» Sous tous les autres rapports, ces individus
» sont au début de la maladie parfaitement bien,
» et ils ne sentent aucune gêne dans la respi-
» ration; ce qu'ils éprouvent en diffère totale-
» ment.

» Lorsque cette affection a duré quelques
» mois, les attaques ne cessent plus aussi vîte
» par le repos et l'immobilité; elles reparois-
» sent non-seulement quand les malades se
» promènent, mais encore quand ils sont cou-
» chés, ce qui les oblige pendant plusieurs mois
» de suite à sortir chaque nuit de leur lit. Dans
» ces cas invétérés, le paroxysme revient par le
» mouvement du cheval ou du carrosse, même
» en avalant, en toussant, en parlant, en allant
» à la selle, ou par quelque inquiétude d'es-
» prit. Je n'ai entendu qu'une seule personne

» dire, qu'elle prît des attaques debout, im-
» mobile ou assise. Le plus grand nombre de
» ceux que j'ai vus pouvoient aller en carrosse,
» parler, avaler, rire, éternuer ou vomir sans
» en avoir. L'un d'eux me rapporta qu'il souf-
» froit davantage en hiver, un autre que ses
» maux s'aggravoient par un temps chaud, tan-
» dis que chez les autres le changement des
» saisons n'apportoit aucune différence dans
» leur maladie. J'ai observé quelque chose de
» semblable à l'angine de poitrine chez une
» femme paralytique, et j'ai ouï dire qu'un ou
» deux hommes encore jeunes avoient eu de
» foibles atteintes de cette maladie. Aucun de
» ceux que j'ai traités n'avoit moins de vingt-
» cinq ans, presque tous en avoient plus de
» cinquante ; ils étoient tous du sexe masculin,
» et la plupart d'entr'eux avoient le cou court,
» avec une disposition à l'embonpoint.

» Quand une attaque de ce genre prend en
» marchant, elle dure fort peu de temps et se
» dissipe presque immédiatement par le repos.
» Si elle vient pendant la nuit, elle dure une
» heure ou deux. J'ai connu un malade dont le
» paroxysme se soutint plusieurs jours de suite,
» et l'exposa au danger le plus imminent. Lors-
» que je rencontrai cette maladie pour la pre-

» mière fois, je cherchai dans les auteurs quel-
» que lumière sur ce sujet; n'en ayant point
» trouvé, j'en parlai à un médecin instruit et
» fort expérimenté, qui me dit avoir vu plu-
» sieurs malades de ce genre qui tous étoient
» morts subitement : j'ai lieu de croire cette
» remarque généralement exacte, puisque j'ai
» été consulté pour six individus qui sont tous
» morts de cette manière.

» Quoique la terminaison ordinaire de l'an-
» gine de poitrine soit la mort subite, on com-
» prend qu'à moins de lui attribuer le pouvoir
» de préserver ceux qui en sont atteints de tout
» autre mal, il en est qui peuvent mourir de
» toute autre maladie avant que l'angine ait
» parcouru toutes ses périodes, dans les cas
» surtout où celle-ci dure (comme je l'ai vu
» plus d'une fois) une vingtaine d'années. et
» lorsqu'elle a frappé des individus déjà parve-
» nus à un âge avancé.

» C'est à l'os du sternum qu'on rapporte or-
» dinairement le siége de la maladie, à la partie
» inférieure, moyenne ou supérieure, mais
» toujours plus à gauche qu'à droite, et con-
» curremment il existe dans quelques cas une
» douleur dans le milieu à peu près du bras
» gauche. Il n'est pas facile pourtant de dé-

» cider si la douleur du sternum occupe une
» seule ou diverses parties de cet os. On peut
» la considérer comme une forte crampe, ou
» comme provenant d'un ulcère, ou peut-être
» comme dépendant de l'un et de l'autre.

» L'idée que cette douleur du sternum est
» une convulsion de la partie affectée, semble
» se présenter tout de suite à ceux qui considè-
» rent son apparition subite, sa prompte cessa-
» tion, les longs intervalles d'un bien-être par-
» fait, le soulagement apporté par le vin et
» les cordiaux; l'influence qu'ont sur elle les
» passions de l'ame, le soulagement qu'on
» éprouve en variant la position de la tête et des
» épaules, en pressant le thorax ou les vertè-
» bres, ou en s'inclinant un peu en avant ou
» en arrière; le nombre d'années que peut
» durer la maladie sans déranger autrement la
» santé, la facilité qu'on a à supporter le mou-
» vement du cheval ou du carrosse; ces cir-
» constances distingueront toujours, disons-
» nous, une douleur spasmodique d'un ulcère,
» sans parler de son apparition chez quelques
» malades pendant la nuit, justement après le
» premier sommeil, au même temps où le co-
» chemar, l'asthme convulsif, l'engourdisse-
» ment, l'épilepsie, les affections hypocon-

» driaques et les autres maladies justement at-
» tribuées à l'altération des fonctions du sys-
» tème nerveux, reparoissent ou sont aggravées.

» Comme il arrive quelquefois que le pouls
» n'est pas altéré par cette douleur, on pour-
» roit en tirer la conséquence que le cœur
» n'est pas affecté, ce dont j'ai pu m'assurer
» dans un cas, en tâtant le pouls d'un malade
» durant le paroxysme, car je n'ai jamais assisté
» à l'ouverture du corps d'un individu qui avoit
» succombé à cette maladie, la mort subite
» ajoutant beaucoup aux difficultés ordinaires
» qu'on éprouve des parens pour obtenir la
» permission de faire de telles recherches, le
» plus grand nombre des malades parvenus à
» ma connoissance ayant d'ailleurs été enterrés
» avant que j'eusse appris qu'ils étoient morts.

» Il est très-probable qu'un violent spasme
» est, comme nous venons de le dire, la véri-
» table cause de cette maladie. J'ai en outre
» des raisons de croire qu'elle est quelquefois
» accompagnée d'un ulcère qui peut en être le
» résultat, ayant vu deux malades cracher sou-
» vent du sang ou des matières purulentes, et
» l'un des deux m'ayant constamment assuré
» qu'il sentoit très-bien que ce sang venoit du
» siége du mal. Un autre malade éprouvoit

» une sensation pénible en avalant ou en pres-
» sant la partie affectée. Enfin, le corps d'un
» quatrième répandit, immédiatement après sa
» mort, une odeur si fétide que tous ceux qui
» étoient présens, jugèrent qu'un abcès s'étoit
» ouvert dans l'intérieur du cadavre (1). »

La description d'une maladie non encore observée que venoit de publier le D.ʳ Heberden, réveilla l'attention de ses confrères ; de sorte que peu de temps après, on vit paroître dans les journaux Anglais plusieurs observations d'angine de poitrine. A cette époque, on ne fit pas assez d'attention aux vrais symptômes de la maladie, et, plutôt que de chercher à corriger ce qu'il y avoit de défectueux dans l'excellente description de ce célèbre praticien, on s'empressa de publier ce qu'on avoit vu, en confondant souvent avec la véritable angine de poitrine, d'autres affections qui présentoient, à la vérité, quelques-uns de ses caractères, mais qui ne pouvoient figurer dans ce nouveau cadre que comme des angines fort équivoques.

Elsner, profitant de tout ce qui avoit paru sur l'angine de poitrine en Angleterre, publia en 1778 un opuscule sur cette maladie dont

---

(1) Medical Transactions, vol. 2, pag. 59.

on trouve la description suivante , qui paroît être plutôt une compilation que le résultat de son expérience.

« Tout ce qu'on a dit sur cette maladie s'ac-
» corde en ceci, c'est que l'individu qui en est
» attaqué ressent un serrement avec la sensa-
» tion d'un poids et d'une violente douleur
» dans la poitrine. Cette dernière se fait aper-
» cevoir sous le sein gauche, quelquefois sous
» le sternum, d'autres fois en travers de la poi-
» trine , et par fois elle se prolonge le long
» du bras jusqu'au coude : elle est occasionnée
» par le mouvement. Elle paroît chez d'autres
» après le repas, mais particulièrement après
» un mouvement violent ; elle met le malade
» en danger d'étouffer s'il ne se tient pas tout
» de suite tranquille ; d'où il résulte que ces
» malades y sont plus exposés lorsqu'ils mon-
» tent des degrés, ou qu'ils gravissent une
» colline, ou enfin lorsqu'ils marchent contre
» le vent, ce qui les oblige à se tourner promp-
» tement pour n'être pas suffoqués. Quelques
» malades éprouvent une sensation semblable
» à celle qu'ils ressentiroient si on leur serroit
» la poitrine contre le dos ; cependant la respi-
» ration n'est ni courte ni entrecoupée, comme
» chez les asthmatiques ; au contraire, elle

» s'opère dans beaucoup de cas sans difficulté.

» Dans le début de la maladie, la douleur et
» le serrement de poitrine cessent par le repos.
» Si la maladie augmente, la douleur se sou-
» tient plus long-temps; elle est alors provo-
» quée par le moindre mouvement en char, à
» cheval, par l'action des muscles de la poi-
» trine et du bras, même dans le lit par le
» changement de position, et le plus souvent
» par des impressions morales.

» L'estomac se remplit d'air pendant la durée
» de l'attaque; des rapports fréquens et des
» vents lâchés par en bas, procurent quelque-
» fois du soulagement.

» Il n'est pas rare de trouver chez ces ma-
» lades un pouls irrégulier; quelques-uns éprou-
» vent des foiblesses qui ne vont pas jusqu'à l'é-
» vanouissement, et qu'on peut nommer *une*
» *pause de la vie.* Il leur semble que toutes
» leurs fonctions sont suspendues, ce qui ne
» dure que deux à trois secondes, ensuite le
» cœur éprouve un choc particulier.

» Dans le commencement de la maladie, la
» santé est très-bonne dans les intervalles des
» attaques; les viscères de la poitrine ne parois-
» sent nullement en souffrance; il n'y a point
» de toux, ni aucun autre signe que les pou-

» mons soient affectés; il n'y a pas même des
» symptômes marqués d'hydropisie de poitrine,
» quoique quelques accidens sembleroient l'an-
» noncer. Quand la maladie augmente, il sur-
» vient de la toux , une expectoration écu-
» meuse , purulente, et les individus parois-
» sent phtisiques quoiqu'il n'en soit rien.

» Telle est en abrégé la description des symp-
» tômes de cette maladie, qui n'attaque que
» des individus d'un âge moyen disposés à
» l'embonpoint, et qui les menace d'une mort
» subite (1). »

La description de l'angine de poitrine faite
par le D.ʳ Butter en 1791, prouve avec quelle
facilité l'on peut être induit en erreur, lorsque,
préoccupé d'une idée , on veut faire coïncider
les symptômes d'une maladie avec ses préven-
tions. Le nom de *goutte diaphragmatique*
proposé par Butter pour l'angine de poitrine,
fait voir tout de suite sous quel point de vue
il considère cette maladie. Quelle que soit sa
description , j'ai cru devoir la rapporter littéralement , afin qu'on ne me reprochât pas d'en
avoir interverti le sens, et parce que je crois

----

(1) Elsner. Abhandlung über die brustbraüne. Ko-
nigsberg, 1778, pag. 3.

aussi qu'elle peut avoir un certain degré d'utilité.

« La première attaque de cette maladie se
» fait sentir lorsque l'individu marche. Il est
» atteint d'une douleur fixe dans la poitrine,
» qui augmente par degrés tant qu'il continue
» de marcher, jusqu'à ce que la crainte d'y suc-
» comber le force à s'arrêter. En restant tran-
» quille, les symptômes diminuent et se dissi-
» pent entièrement au bout de quelques mi-
» nutes, s'il peut surtout rendre des vents. Le
» malade compare cette douleur locale à une
» crampe ; il arrive néanmoins fréquemment
» que la douleur, d'abord fixée sur la poitrine,
» s'étend non-seulement sur d'autres parties,
» mais qu'elle est encore précédée et accom-
» pagnée d'autres symptômes. Les uns nom-
» ment cette douleur aiguë, cuisante et quel-
» quefois piquante et *pungitive;* d'autres l'ap-
» pellent une violente douleur qu'ils ne peu-
» vent décrire. Il en est qui lui donnent l'épi-
» thète d'engourdissante, accompagnée d'une
» sensation de chaleur ou de froid, indifférem-
» ment. On la rapporte généralement au ster-
» num, soit à la partie moyenne et la plus pro-
» minente de cet os, soit au creux de l'estomac.
» Quand la douleur tient la partie moyenne du
» sternum, elle est ou fixée exactement dans

» le milieu, ou bien elle se porte sur les deux
» côtés de l'os, de manière à occuper d'abord
» un espace de la largeur de la main , mais qui
» diminue à mesure que la douleur augmente,
» jusqu'à être couvert par le bout du doigt.
» Il est bon cependant de faire remarquer que
» le paroxysme commence quelquefois sans
» douleur et se termine de même.

» Quand la douleur est fixée au creux de
» l'estomac, il lui arrive quelquefois de remon-
» ter jusqu'au bas du cou, où elle cause de la
» suffocation ; elle gagne ensuite le larynx, où
» elle occasionne la même sensation, d'autres
» fois elle s'étend dans l'oreille ou dans la
» gorge en faisant naître l'effet d'une vapeur
» qui sortiroit de la bouche ; alors l'espèce de
» vapeur qui semble se dégager est accom-
» pagnée d'un léger bourdonnement. Souvent
» la douleur monte jusques à la tête, elle pro-
» duit alors des vertiges et une suspension dans
» les idées. Quelquefois elle va et vient de la
» poitrine à la tête, et dans ce dernier cas il
» n'arrive aucun des effets mentionnés ci-dessus.
» Enfin chez d'autres malades la douleur se
» porte autour des côtes, soit à droite, soit à
» gauche, dans une direction horizontale, en
» produisant une sensation très-vive. On a vu

» aussi cette douleur descendre et se porter
» sur quelque partie de la cuisse, pour se dis-
» siper par degrés et sans produire aucun autre
» effet.

» Le cours le plus ordinaire de la douleur,
» lorsqu'elle siège dans la partie prominente du
» sternum, c'est de remonter jusqu'au cou entre
» la trachée et le muscle sterno-mastoïdien ;
» ensuite elle passe par dessus l'omoplate
» pour gagner le sommet de l'épaule et des-
» cendre de là dans le bras, le poignet et jus-
» qu'aux bouts des doigts. Cependant quel-
» quefois cette douleur ne s'étend pas au-delà
» du sternum, et alors les parties ci-dessus
» mentionnées ne se ressentent pas de l'at-
» taque.

» La douleur de poitrine est souvent précé-
» dée, comme il a été dit, par d'autres sym-
» ptômes. Les plus ordinaires sont une chaleur
» dans l'endroit où la douleur va se manifester,
» chaleur qui augmente par degrés jusqu'à ce
» que la douleur commence; des vents qui re-
» montent des intestins dans l'estomac, soit par
» suite de la distension générale des intestins
» ou des boules venteuses qui y sont logées et
» qui se succèdent en se pressant les unes
» contre les autres, jusqu'à ce qu'il y en ait

» une assez élevée pour se dégager dans l'es-
» tomac. Tout ceci a lieu sans gargouillement :
» s'il arrive qu'une de ces boules venteuses
» s'affaisse avec bruit, il ne lui en succède pas
» d'autres pendant l'attaque. Il n'est pas inu-
» tile de faire observer, que si un paroxysme
» prêt à éclater est arrêté par un moyen quel-
» conque, le suivant sera d'autant plus fort.

» La douleur de poitrine est aussi accom-
» pagnée de symptômes particuliers qui varient
» suivant la situation de cette douleur. Quand
» elle occupe le creux de l'estomac, les acci-
» dens concomitans sont un gonflement extraor-
» dinaire de la poitrine, de la défaillance, de
» violentes palpitations, une grande plénitude
» et autres sensations désagréables dans les in-
» testins, une chaleur insupportable à la paume
» des mains et à la plante des pieds, et souvent
» de la chaleur avec faiblesse et douleur de-
» puis les coudes (rarement depuis les épaules)
» jusqu'aux bouts des doigts, avec le sentiment
» d'une vapeur qui s'en dégage. Quand la dou-
» leur gagne le contour des côtes, elle est or-
» dinairement suivie d'insensibilité qui finit
» par un mal de cœur et des efforts pour vomir;
» on ne rejette par le vomissement que des
» glaires, ou des matières indigestes et fétides.

» Quand la douleur est fixée sur la partie
» prominente du sternum, elle est accompagnée
» de cette sensation si pénible de plénitude dans
» la poitrine dont il a déjà été question. Si les
» bras sont pris, l'impression qu'on y ressent
» varie suivant la place qu'occupe la douleur
» au sternum. Si elle repose sur le centre
» de cet os, les deux bras sont également af-
» fectés ; mais si elle est plus inclinée d'un
» côté, c'est alors le bras de ce côté qui est
» seul affecté, tandis que l'autre ne l'est pas
» du tout, au moins très-légèrement.

» Les malades appellent quelquefois *diffi-
» culté de respirer,* le sentiment de plénitude
» du dedans de la poitrine ; mais le plus sou-
» vent, c'est une sensation tout-à-fait diffé-
» rente. Ils s'accordent plus ordinairement à
» qualifier de *géne dans la respiration,* ce
» qui fait obstacle pour reprendre haleine, soit
» au creux du cou, soit vers le haut de la tra-
» chée. Quelquefois le gonflement et la dyspnée
» marchent tous deux ensemble, mais plus
» souvent encore ils viennent à la suite l'un de
» l'autre ; savoir, le gonflement pendant que
» dure l'obstacle à la respiration, et la dyspnée
» lorsque cet obstacle s'en va. La toux accom-
» pagne quelquefois le paroxysme sans que le

» malade en souffre hors de l'attaque. Il arrive
» même, quoique rarement, que ni le gonfle-
» ment, ni la dyspnée n'accompagnent l'accès;
» mais alors ce dernier survient lorsque la dif-
» ficulté de respirer s'en va (1). Il se manifeste

---

(1) Le sens de tout ce paragraphe nous a paru très-
obscur; nous avons cherché à le traduire littéralement;
mais de crainte qu'on nous imputât à nous-mêmes le
manque de clarté que nous reprochons à l'Auteur, nous
rapportons ici le texte de ce passage tout entier.

« Sometimes the patient calls the sense of fulness
» within the breast a difficulty of breathing; but much
» oftener, a sensation totally different. It is oftener
» allowed to be a difficulty of breathing, when the stop-
» page takes place in the hollow part of the neck, or at
» the top of the windpipe. Sometimes both inflation
» and dyspnœa take place together, but much oftener
» in succession; the former, to wit, during the stop-
» page; and the latter, when that stoppage is going off.
» Sometimes a cough accompagnies the fit, without
» troubling the patient at any other time. It even hap-
» pens, though rarely, that neither inflation nor dys-
» pnoea attend the fit; but then the latter takes place
» on the stoppage giving way. Sometimes a difficulty
» of breathing comes in the intervals of the fits, without
» any warning or known cause, continues a very few
» minutes, and strikes the patient with the same ap-
» prehension of danger as the stoppage. »
Ouvr. cité, pag. 15.   (Note ajoutée.)

» quelquefois de la gêne pour respirer pendant
» les intervalles des accès, sans cause connue,
» ni rien qui l'annonce à l'avance; cette gêne
» dure pendant quelques minutes et frappe les
» malades de la même alarme que l'obstacle au
» cou qui s'opposoit à la respiration.

» Du moment que le malade se tient tran-
» quille, le paroxysme commence à diminuer,
» surtout s'il peut rendre des vents par en haut,
» ce qui est généralement, quoique non pas
» toujours le cas. Tous les symptômes dimi-
» nuent alors insensiblement en manifestant la
» même sensation qu'ils avoient produite en se
» développant, et ils disparoissent d'autant plus
» promptement que les malades rendent des
» vents en plus grande abondance. Quelquefois
» l'attaque s'en va par degrés , en laissant aux
» malades une sensation de fourmillement et
» une disposition au sommeil. D'autres fois les
» parties affectées restent pendant quelque
» temps sensibles à l'attouchement. Les pa-
» roxysmes se terminent pour l'ordinaire en dix
» ou quinze minutes depuis que le malade a
» cessé de marcher. Les accès qui sont déter-
» minés par la marche ont des intervalles plus
» courts, mais qui durent plus long-temps lors-
» qu'ils ont lieu après les repas. Il est cependant

» arrivé à quelques malades d'avoir des attaques
» plus fortes étant à jeûn.

» Si les malades se remettent à marcher avant
» que tous les symptômes de l'accès soient dis-
» sipés, une seconde attaque ne tarde pas à
» succéder à la première ; mais s'ils restent tran-
» quilles jusqu'à ce que les accidens aient tout-
» à fait disparu, ils peuvent alors marcher plus
» long-temps avant qu'un autre paroxysme ar-
» rive. Si la marche se soutient, les attaques
» deviennent par degrés plus foibles, et elles
» cessent enfin si le malade a rendu beaucoup
» de vents dans chacune d'elles ; dans ce cas il
» pourroit marcher sans inconvénient tout le
» reste de la journée, pourvu qu'il ne mangeât
» ni ne bût.

» Dans le commencement, l'attaque est sur-
» tout provoquée lorsque les malades marchent
» vîte ou qu'ils montent, autrement ils peuvent
» se promener sur un terrain plat, aller à cheval
» et même galoper sans faire naître un accès.
» Peu à peu l'exercice qu'ils peuvent prendre
» devient de plus en plus limité, jusqu'à ce
» qu'enfin ils ne puissent pas monter à cheval,
» ou aller en carrosse autrement qu'au pas,
» sans donner lieu à une attaque, que l'essai
» même de monter à cheval ou d'aller en car-
» rosse suffit pour déterminer.

» Non-seulement la marche, mais encore
» les passions de l'ame, notamment la colère,
» déterminent un paroxysme. Il est cepen-
» dant arrivé que ni les émotions ni la marche
» n'ont produit un effet semblable, et qu'il
» ne falloit rien moins, pour cela, qu'une
» course ou un exercice violent.

» Les paroxysmes attaquent souvent les
» malades dans le calme et le repos, surtout
» quand ils ont l'estomac plein, quelquefois
» aussi pendant qu'ils dorment, principalement
» sur le matin. Ces attaques durent bien plus
» long-temps que celles qui viennent par
» l'exercice. Il est fréquemment arrivé de
» voir renaître l'attaque plusieurs fois dans la
» même nuit, soit que le malade dormît ou
» qu'il fût éveillé; dans ces cas, on a trouvé,
» quand on y a fait attention, qu'elle reve-
» noit à des intervalles égaux; et s'il n'y en
» avoit qu'une par nuit, on a observé qu'elle
» reparoissoit toujours à la même heure, ou
» à peu près.

» L'attaque est quelquefois survenue chaque
» fois que le malade essayoit de se mouvoir
» dans son lit; alors la douleur commençoit
» par le membre qui exerçoit le plus les mou-
» vemens, le coude par exemple; d'où elle

» s'étendoit jusqu'à occasionner l'obstacle or-
» dinaire à la respiration, ou *l'arrêt* (stop-
» page) (1). D'autres fois la douleur ne parois-
» soit d'abord qu'au sommet de la tête, et
» ne descendoit pas ordinairement plus bas
» que la région épigastrique, en produisant ses
» effets ordinaires. Elle s'est aussi répandue
» quelquefois sur tout le corps jusqu'aux orteils,
» en causant une sensation générale de froid,
» et d'autres sentimens désagréables qu'on
» ne peut décrire, et toujours avec *l'arrêt* et
» la douleur à l'endroit ordinaire. Quand ce
» dernier symptôme diminuoit, une chaleur
» ardente succédoit au froid, et une éructation
» abondante terminoit l'attaque.

» Au commencement d'un paroxysme, les
» malades font machinalement divers efforts
» pour se soulager; ils relâchent leurs vête-
» mens, surtout les femmes. Quelques-uns se
» trouvent mieux en se penchant en avant,
» et la plupart allègent leur douleur en pres-
» sant fortement la partie souffrante contre
» quelque corps dur, comme le dossier d'une
» chaise, et en étendant le bras ou les bras
» douloureux vers la terre. Presque tous sen-

____

(1) Je n'ai su rendre en français le mot anglais
stoppage que par celui d'*arrêt*.

» tent du soulagement par l'évacuation des
» vents ; quelques-uns s'en débarrassent sans
» peine, tandis que d'autres sont forcés d'exé-
» cuter divers mouvemens pour en venir à
» bout, comme d'étendre la tête en avant,
» en arrière ; d'avancer les épaules alternati-
» vement en haut et en avant, tandis qu'ils
» font en même temps l'effort ordinaire pour
» rendre des rots.

» Les individus atteints de cette maladie
» se plaignent ordinairement d'une diminution
» de leurs forces et de leur embonpoint. Ils
» donnent à la perte de leurs forces le nom
» de foiblesse générale, quelquefois de foi-
» blesse interne, et quelquefois seulement
» d'une débilité de la partie affectée par les
» attaques, comme de la poitrine, des bras, etc.
» Le larynx, ou le haut de la trachée, a été
» affoibli par ces attaques, au point d'altérer
» la voix ; à d'autres égards, les malades ne
» ressentent entre les attaques aucune incom-
» modité, excepté quelques signes de foi-
» blesse d'estomac, comme des flatulences,
» de l'assoupissement après les repas, et autres
» indispositions semblables. Quelques malades
» ont des coliques qui se dissipent en lâchant
» des vents, ou, plus souvent encore, par un

» vomissement ou un dévoiement de matières
» fétides; évacuations qui adoucissent toujours
» le mal principal et le rendent moins fréquent
» pendant quelque temps.

» Le pouls, dans l'intervalle des paroxys-
» mes, est ordinairement calme et régulier,
» mais il a différens degrés de force. Chez
» quelques malades il est plus fréquent que
» dans l'état naturel, mais pourtant régulier;
» chez d'autres, il est irrégulier, plus dur et
» plus lent; ensuite plus fréquent et plus foible,
» avec des alternatives.

» L'appétit est généralement bon , aussi
» long-temps du moins qu'on ne le dérange
» pas par des excès. Les digestions sont tou-
» jours paresseuses , les urines pour l'ordinaire
» naturelles; elles ont néanmoins souvent une
» couleur foncée, et elles déposent un sédi-
» ment abondant et épais. Le ventre est
» communément resserré, quelquefois ouvert
» dans l'état de santé, les matières alvines
» rarement naturelles (1). »

Autant la description du Dr Butter est
entachée de singularités et d'inexactitudes,
autant celle du Dr Parry est recommandable

---

(1) Ouvrage cité, p. 10—23.

par sa netteté et sa fidélité. Voici comment il s'exprime sur ce sujet.

« Les personnes atteintes de cette maladie
» sont ordinairement âgées de cinquante ans;
» ceci n'est cependant pas universellement vrai,
» comme le prouvent diverses observations
» tirées des auteurs que j'ai consultés; et
» j'ai vu dernièrement un cas d'angine de
» poitrine très-caractérisé chez un individu
» qui avoit à peine au-delà de quarante ans.
» Cette maladie attaque de préférence les
» hommes, et surtout ceux qui ont de l'em-
» bonpoint. Le premier symptôme est une
» sensation qu'on a diversement nommée cons-
» triction, anxiété, douleur, qui s'étend gé-
» néralement depuis le milieu du sternum,
» en travers de la poitrine du côté gauche,
» et qui, à une certaine période de la mala-
» die, gagne ordinairement le bras gauche,
» un peu au dessus du coude. Dans un petit
» nombre de cas, cette sensation se propage
» légèrement du côté droit de la poitrine, et
» se fait sentir quelquefois à l'un des poignets,
» ou à tous les deux...... Mon malade,
» M.ʳ M***, ne se plaignoit d'aucune douleur
» dans les bras; de sorte que, de ce cas aussi
» bien que du résultat des observations du

» Dr Heberden, on peut en inférer que ce
» symptôme, quoiqu'il se rencontre fréquem-
» ment, n'est pas plus essentiel à l'angine de
» poitrine, que ne l'est à l'inflammation du
» foie la douleur au sommet de l'épaule droite.

» La douleur que je viens de décrire se
» fait sentir dans les paroxysmes et dès le
» début de la maladie ; elle est rarement
» produite sans quelque cause apparente, telle
» que la marche, surtout en montant une col-
» line ou un escalier, en allant contre le
» vent, ou en cheminant d'un pas accéléré.
» Dans ces circonstances, le malade sent que
» s'il persistoit dans son exercice, il tom-
» beroit dans un état de suspension totale
» des forces vitales ; aussi il s'arrête ou tourne
» le dos contre le vent, ce qui suffit pour
» faire disparoître promptement cette sensa-
» tion désagréable. On parle d'une dame douée
» d'une force d'ame, à tous égards extraor-
» dinaire, qui prit la résolution de continuer
» à marcher durant l'attaque, et qui trouva que
» la douleur se dissipoit après cinq à dix minutes.

» Cette sensation pénible dans la poitrine
» est souvent allégée momentanément par
» l'éructation. Elle est si distincte en tout
» point de l'oppression, que les malades

» peuvent dans le paroxysme faire une ins-
» piration profonde sans ressentir la plus lé-
» gère incommodité; dans de certains momens
» même, il semble qu'ils désirent de soupirer
» profondément, ou de retenir leur respiration.

» Le pouls est inégal dans quelques cas
» pendant l'attaque, et la maladie affecte spé-
» cialement les individus qui sont sujets à cet
» accident. Dans d'autres cas, le pouls est
» habituellement si peu changé, qu'on a pré-
» sumé que le cœur n'étoit, sous aucun rapport,
» essentiellement lésé. Mais quel que puisse
» être l'état du pouls quant à sa régularité,
» je pense qu'on le trouvera toujours plus
» ou moins foible, suivant la violence des
» paroxysmes.

» Dans les cas peu graves, et dans la pre-
» mière période de la maladie, les paroxys-
» mes ne paroissent que rarement, et jamais
» qu'à la suite des efforts dont j'ai parlé; et
» comme l'expérience de leurs fâcheux effets
» doit avoir appris aux malades à les éviter
» autant que possible, on conçoit que ces
» derniers pourront rester plusieurs jours et
» quelquefois plusieurs semaines sans éprouver
» de retour d'accès. On a remarqué que rien
» ne contribuoit plus à reproduire les pa-

» roxysmes, comme de marcher après un
» repas. En général, ils ne sont guère causés
» par l'exercice du cheval, du carrosse, ni
» par des efforts du corps partiels et de peu
» de durée, quoique d'ailleurs forts, comme
» de parler, de rire, de tousser et de vomir.
» Quelques personnes pensent que les atta-
» ques viennent plus fréquemment dans les
» grandes chaleurs ou les grands froids; mais
» dans bien des cas, il n'y a pas eu de dif-
» férence sensible à cet égard.

» A mesure que la maladie fait des pro-
» grès, ou dans les cas très-prononcés, les
» paroxysmes surviennent ou sont fort aggravés
» par l'influence de certaines passions de l'ame;
» on les voit naître en marchant à pas lents,
» en montant à cheval, en allant en carrosse,
» en avalant, en parlant, en toussant ou en
» faisant des efforts pour aller à la selle.
» Quelquefois ils paroissent de deux à quatre
» heures du matin, ou quand le malade est
» assis, ou debout, sans avoir fait aucun
» effort, ou sans cause notoire. Les paroxys-
» mes à cette époque deviennent aussi plus
» violens et ne font pas trève si promptement.

» Pendant l'attaque, le pouls se concentre
» beaucoup; le visage et les extrémités pâlis-

» sent; le corps est couvert d'une sueur froide,
» et, pendant un certain temps peut-être, le
» malade est privé de ses sens et des mouve-
» mens volontaires.

» Enfin quand les paroxysmes sont revenus
» plus ou moins fréquemment, et que la ma-
» ladie a duré quelquefois plusieurs années
» (espace de temps pendant lequel le malade
» peut succomber à toute autre maladie), il
» survient une attaque plus forte, de la nature
» de celles dont je viens de parler, qui tue le
» malade subitement (1). »

Quoique la description de l'angine de poitrine faite par le D.ʳ Wichmann ait été consignée dans un Journal à la portée de tout le
monde, je croirois n'avoir pas rempli ma
tâche si je négligeois de la rapporter ici, d'autant mieux que Wichmann est, à ma connoissance, de tous les médecins allemands qui
ont écrit sur cette maladie, celui qui en a le
mieux étudié et saisi les symptômes; d'ailleurs
lorsqu'il s'agit d'une maladie encore aussi peu
connue, on ne sauroit trop multiplier les termes de comparaison, pour la mettre dans la
plus grande évidence.

« Si l'angine de poitrine se montre pour la

____

(1) Ouvrage cité, p. 41—46.

» première fois, on est attaqué tout-à-coup
» en marchant simplement dans un chemin en
» plaine, sans être escarpé, sans cause connue,
» d'une sensation qui n'est point une vraie
» constriction de la poitrine, mais qui menace
» de suffoquer le malade sans qu'il puisse en
» donner une idée, ou l'exprimer, et qui lui
» enlève la respiration ; cette sensation se
» perd dans peu de minutes, si le malade reste
» seulement tranquille. Il peut bientôt après
» continuer de marcher.

» Cette attaque revient après quelques se-
» maines ou un mois ; la maladie continue ou
» s'accroît, parce que le malade n'y fait pas
» beaucoup d'attention , et parce que son
» médecin la méconnoît ou la néglige. Il se
» manifeste alors dans la poitrine une sensa-
» tion désagréable approchant de la douleur,
» exactement dans le milieu du sternum, ou
» un peu vers le côté gauche ; elle se borne
» là, mais elle ne dure que peu de temps.

» Dans le cours de la maladie, ou lors-
» qu'elle augmente en vieillissant, cette dou-
» leur sourde s'étend, dans l'attaque (car elle
» ne dure point continuellement, elle ne se
» montre que dans certains accès déterminés),
» du milieu du sternum un peu au-delà du

» creux de l'estomac, le long du bras gauche
» ou droit, rarement de tous les deux en
» même temps, jusqu'aux coudes, quelquefois
» encore plus loin, jusqu'aux doigts ; elle se
» dirige souvent des deux côtés du cou vers
» la mâchoire inférieure et les oreilles ; et le
» malade, en décrivant la sensation qu'il
» éprouve, dit que ces parties sont comme si
» elles étoient contractées ou tendues, quel-
» quefois aussi comme si l'œsophage étoit com-
» primé. Cependant les malades savent rare-
» ment donner une idée juste de cette sensa-
» tion ; ils ne réveillent pas assez l'attention de
» leur médecin sur cet accident, qu'ils doivent
» regarder comme très-incommode ; c'est pour-
» quoi la maladie échappe souvent à l'obser-
» vation, si l'on ne questionne pas les malades
» eux-mêmes sur ce sujet.

» Ils n'ont jamais cette sensation hors de
» l'accès de suffocation ; on peut encore moins
» la regarder comme goutteuse, puisqu'elle ne
» se fixe point aux articulations.

» Elle se montre, surtout et presqu'infail-
» liblement, lorsque le malade se donne du
» mouvement bientôt après le repas ; s'il se
» promène seulement sur un terrain uni, ou,
» encore d'une manière plus certaine, s'il fait

» des efforts pour entreprendre la plus petite
» chose, ou qu'il monte un escalier.

» Hors de l'accès de suffocation, le malade
» conserve communément dans la poitrine un
» sentiment de douleur, comme s'il avoit eu
» long-temps de la toux sans y avoir été réelle-
» ment sujet, et, suivant ses expressions, comme
» si sa poitrine avoit été fatiguée et lésée. Ces
» malades supportent, même quelquefois après
» les repas, comme dans les plus mauvais temps,
» la voiture beaucoup mieux que la marche :
» ce qui est aisé à comprendre, puisque dans
» ce mouvement passif il ne se fait aucun effort.

» Cet accès de suffocation revient après un
» certain temps ; la maladie continue, elle
» s'accroît même : il se manifeste pendant sa
» durée une sensation beaucoup plus désa-
» gréable, exactement dans le milieu de la poi-
» trine, ou un peu vers le mamelon gauche,
» en travers de la poitrine, se portant vers les
» omoplates; cette sensation persiste plus ou
» moins long-temps. Le malade est sujet alors,
» pour la plus petite chose, ou sans cause, sans
» mouvement du corps, à une attaque qui le
» chasse du lit : ce paroxysme dure des heures,
» et beaucoup plus long-temps qu'auparavant
» lorsqu'il étoit produit après un mouvement

« du corps. La poitrine commence à râler un
» peu, ou à déceler un amas de pituite qui
» est expulsée très-aisément par une toux lé-
» gère. Le malade ne peut se coucher ; dans
» la plus grande force de l'accès, il ne peut
» être courbé en avant, il a besoin d'être placé
» tout droit : le pouls ne s'écarte presque
» point, dans cet état, de l'ordre naturel ; il a
» très-peu d'activité, mais il n'est point sus-
» pendu ni irrégulier.

» Malgré l'intensité toujours croissante de
» ces accès de suffocation, le malade a pour-
» tant quelquefois encore des intervalles tran-
» quilles et d'une longue durée, jouissant de
» la respiration la plus naturelle. Quoiqu'on
» le considère comme très - incommodé ou
» foible, il dit cependant qu'il se trouve bien,
» et il traîne encore souvent plusieurs années,
» sans qu'il soit long - temps alité, jusqu'à
» ce que la mort le surprenne enfin subite-
» ment, au moment où on ne s'y attendoit
» point, et lorsque, quelques heures encore
» auparavant, il se promenoit tranquillement.
» Cette mort subite survient, non tout aussi-
» tôt après un accès de suffocation ordinaire
» qu'on auroit pu remarquer, mais entre tous
» les signes précurseurs d'un danger prochain

» et instantané. Celui qui ne connoît point
» cette maladie, dit que le malade est mort
» d'apoplexie. Certainement plusieurs cas de
» mort qu'on a classés parmi les accidens mor-
» tels, sous la dénomination d'apoplexie ou de
» coup de sang, appartiennent à cette maladie.
» Sur plusieurs malades de cette espèce, je
» n'en ai encore jamais vu un seul mourir
» dans le paroxysme de suffocation que j'ai
» décrit, et je ne trouve nulle part qu'un autre
» observateur ait parlé d'un fait semblable.

» Parmi les personnes que j'ai vues atteintes
» de l'angine de poitrine, il y en avoit deux
» très-maigres ; cette maigreur n'étoit point
» survenue dans le cours de la maladie, mais
» elle existoit lors des premières attaques.
» Certains écrivains induisent donc en erreur
» lorsqu'ils prétendent qu'il n'y a que les per-
» sonnes grasses qui en soient attaquées. Je
» n'ai trouvé jusqu'à présent que deux femmes
» atteintes de cette maladie, mais un plus
» grand nombre d'hommes.

» Tous mes malades étoient âgés de cin-
» quante ans ; pas un seul n'étoit jeune ; mon
» expérience sur ce point est d'accord avec
» celle d'Heberben et autres.

» La saison n'a aucune influence sur cette

» affection ; elle se manifeste dans tous les
» temps de l'année, dans toutes les tempéra-
» tures des habitations ; que le malade soit
» levé ou couché ; qu'il se trouve exposé à
» une forte chaleur de l'été ou au froid rigou-
» reux de l'hiver, etc.

» Les passions agissent d'une manière plus
» certaine, et produisent ordinairement des
» attaques, lors même que le malade a resté
» entièrement tranquille, sans aucune espèce
» d'exercice de corps (1). »

Si l'on compare maintenant entr'elles les
descriptions d'Heberden, de Parry et de

------

(1) Fragmens sur l'angine de poitrine, extraits du
Traité de Wichmann sur le diagnostic, et traduits
de l'allemand par J. Bourges, D. M. — Journal général de médecine, de chirurgie et de pharmacie.
Tome 39, pag. 429—434.

Je me dispenserai de rapporter d'autres descriptions
de l'angine de poitrine, me bornant à indiquer les
sources où l'on pourra remonter pour les trouver.
« Annales de la Société de médecine pratique de Montpellier, année 1808, Tom. 12, p. 225. Cet article est
du Prof. Baumes, rédacteur de ce Journal. »

« Dissertatio inauguralis medica Ern. Frid. Schmidt,
Hannoveranus, Gottingæ, 1793. »

« Specimen inaugurale medicum de Anginâ pectoris,
Frid. Christ. Gothold Hesse Saxo. Halæ, 1800. »

Wichmann, on reconnoîtra dans les nuances qui les différencient, la progression de nos connoissances sur les signes diagnostiques de l'angine de poitrine, et les erreurs qui se trouvent dans celles des autres auteurs ressortiront avec d'autant plus d'évidence.

Après ce qu'on vient de lire, je pourrois me dispenser de décrire l'angine de poitrine, mais je suis tenu de le faire ; en conséquence je vais m'en acquitter en peu de mots, choisissant pour l'objet de ma description une angine de poitrine essentielle et simple, dépouillée de tous les symptômes qui lui sont étrangers.

Les premières attaques de cette maladie ont lieu subitement ; le malade en est atteint en marchant, et assez ordinairement sans en avoir été averti par aucun dérangement dans sa santé. Sa respiration lui semble entravée sans qu'elle le soit réellement. Il éprouve dans la poitrine une sensation d'angoisse et de constriction pénible qui le menace de suffocation s'il continue de marcher, et qui l'oblige à s'arrêter. Cette sensation, plus angoissante que douloureuse, ne dure que quelques minutes ; un moment de repos suffit ordinairement pour soulager le malade, qui peut se mettre à marcher de nouveau sans éprouver aucun malaise (1).

Si les malades veulent fixer le siége de cette angoisse, ils le placent en travers du sternum, tantôt plus haut, tantôt plus bas. S'ils cherchent à expliquer l'espèce de sensation qu'ils ont éprouvée, ils la comparent à une pression pénible exercée sur cette partie de la poitrine, qui tendroit à l'enfoncer et à la rapprocher de l'épine dorsale. S'ils veulent enfin observer l'époque de leurs attaques, ils ne tardent pas à reconnoître qu'ils y sont plus exposés après le repas, lorsqu'ils marchent d'un pas accéléré, lorsqu'ils gravissent un terrain élevé,

____

(1) Wichmann dit que la sensation qu'éprouvent les malades n'est pas une vraie constriction de la poitrine, et il a raison, puisque les muscles du thorax ne sont point gênés dans leur jeu. Mais de ce que cette sensation est interne, en est-elle pour cela moins constrictive ? Il dit de plus, qu'elle enlève aux malades la respiration, ce qui ne me paroît pas rendre avec exactitude l'effet de cette sensation, puisqu'ils peuvent respirer librement; cependant, il y a quelque chose de vrai dans ces expressions, puisqu'en *respirant librement* pendant l'attaque, les malades sentent fort bien que l'air qui est alors introduit dans leurs poumons, ne produit pas le bien-être qu'il cause dans l'état de santé.

lorsqu'ils montent un escalier, ou qu'ils vont contre le vent.

Les premières attaques sont légères et assez éloignées; à mesure qu'elles récidivent, elles acquèrent plus d'intensité et de durée; de sorte que, dans la seconde période de la maladie, il n'est pas rare de les voir se prolonger pendant une demi-heure, une heure, et même au-delà; alors le siége de la douleur, ou la douleur centrale paroît s'étendre davantage, en s'inclinant plus fréquemment du côté gauche que du droit, affectant le bras au-dessous de l'insertion du muscle deltoïde, plus rarement l'avant-bras et les poignets jusqu'aux bouts des doigts; chez quelques individus, les deux extrémités supérieures sont simultanément affectées.

Quoique cette affection des bras soit un symptôme ordinaire de l'angine de poitrine, on voit cependant des malades qui ne l'éprouvent pas, et chez lesquels la sensation douloureuse remonte le long du cou et gagne la mâchoire inférieure et les oreilles; chez d'autres, elle descend à l'épigastre.

Lorsque le paroxysme commence à diminuer, les malades sentent la douleur rayonnante ou sympathique, quelle qu'elle soit, se dissiper en suivant une marche inverse de celle qu'elle avoit eue dans sa progression ; bientôt après, la douleur sternale s'avanouit ; de sorte qu'il ne leur reste plus qu'une légère sensation de meurtrissure dans la poitrine. L'éructation, si elle a lieu, ce qui n'est pas ordinaire, annonce la fin de l'accès.

Dans cette seconde période, les circonstances qui déterminent l'apparition des symptômes se multiplient, de sorte que l'attaque, qui ne se manifestoit que de jour et par une cause bien avérée, paroît pendant la nuit, surtout après le premier sommeil ; elle est provoquée par le plus petit exercice ; un léger sentiment de colère ou d'inquiétude suffit aussi pour la faire naître, tandis que les exercices passifs n'influent pas encore sur elle.

Durant les paroxysmes, les malades conservent assez de liberté dans la respiration, pour pouvoir faire une forte inspiration, souvent même ils en sentent le besoin, et on les entend soupirer profondément : on n'observe dans leur pouls ni palpitation ni intermittence, il est serré et un peu plus accéléré. Les urines ne sont ni plus abondantes ni plus rares, ni plus limpides ni plus colorées. Les selles ne sont pas provoquées. Il est des malades qui pâlissent dans l'accès, et d'autres dont le corps se couvre de sueur.

Dans la troisième et dernière période de la maladie , les individus meurent subitement , ou si cela n'a pas lieu , la maladie se complique de diverses affections du poumon , du cœur et du cerveau , dont je ne ferai pas ici l'énumération.

Ce qu'il y a de remarquable dans l'angine de poitrine , c'est le bien-être dont jouissent ceux qui en sont affectés dans l'intervalle de leurs attaques : à les voir , on ne les soupçonneroit nullement d'être atteints d'une maladie éminemment mortelle ; rien ne l'annonce dans leur extérieur ; ils mangent , ils boivent , ils fonctionnent comme ils le faisoient auparavant ; leur sommeil en est par fois dérangé , et leurs exercices actifs doivent être pris avec plus de précautions.

Dans le nombre des individus atteints de l'angine de poitrine que j'ai traités , il y en avoit autant de maigres que de gras. Je n'en ai rencontré aucun au-dessous de l'âge de cinquante ans , et je n'ai connu qu'une seule femme qui en ait été la victime. Quant à l'influence des saisons ou de la température sur les attaques , je n'ai rien su y démêler qui puisse m'autoriser à en tirer une conséquence générale.

CHAPITRE II.

DES SYMPTÔMES DE L'ANGINE DE POITRINE, DE SA CAUSE, DE SON PRONOSTIC, ET DE SON TRAITEMENT.

§ 1. *Douleur sternale ; symptôme pathognomonique de l'angine de poitrine.*

« La douleur au sternum, dit Heberden, est regardée comme le siége de la maladie ; elle semble fixée tantôt sur la partie inférieure de cet os, tantôt sur la moyenne ou la supérieure, mais se portant toujours plus du côté gauche ; elle est accompagnée quelquefois d'une douleur au bras droit (1).» Ailleurs, il s'exprime de la manière suivante : « La douleur au sternum s'étend quelquefois au bras droit aussi bien qu'au bras gauche ; elle gagne même jusqu'aux doigts, mais cela est rare. Dans un petit nombre de cas, le bras a été engourdi et enflé (2). » Dans

____

(1) Medical Transact., vol. 2, pag. 63.
(2) Commentaries on the history and cure of diseases, Cap. 70, pag. 364.

un autre endroit il parle de ce symptôme en
ces termes: « Une douleur assez forte dans le
bras gauche s'étend jusque vers le coude, et
peut-être, dans moins d'une demi-minute, elle
se répand en travers de la poitrine, du côté
gauche, en produisant un peu de défaillance (1).»

« Le D.ʳ Wall a fait remarquer que chez
quelques malades, la douleur au sternum s'é-
tendoit constamment en travers et de chaque
côté de la poitrine, dans la direction des muscles
pectoraux; qu'elle affectoit un bras, plus ordinairement tous les deux, à l'insertion précisément du muscle deltoïde (2). »

« Le D.ʳ Fothergill rapporte que cette sensation au sternum est une espèce de constriction de la poitrine, située principalement le
long d'une ligne qui s'étendroit d'une mamelle
à l'autre. » Ailleurs, il décrit ce symptôme
« comme une douleur aiguë et pungitive qui
attaque plus particulièrement le dessous de la
partie gauche de la poitrine, d'où elle s'étend
à la partie supérieure du même côté, pour redescendre le long de la partie interne du bras

____

(1) Medical Trans., vol. 3, pag. 3.
(2) Medical Trans., vol. 3, pag. 13.

gauche jusqu'au coude (1). » Un peu plus loin cet auteur dit, que « cette douleur ou constriction est en travers de la poitrine et à la partie inférieure de chacun des bras jusqu'aux coudes (2).

Le premier symptôme de cette maladie, d'après le Prof. Baumes, « c'est une sensation incommode, diversement appelée constriction, anxiété, douleur, allant en général du milieu du sternum sur le côté gauche de la poitrine, et à une certaine époque de la maladie, s'étendant ordinairement à l'intérieur du bras gauche, un peu au-dessus du coude; quelquefois même se propageant un peu sur le côté droit de la poitrine, et s'étendant, quoique rarement, sur l'un des poignets, même sur tous les deux (3). »

Schmidt s'exprime sur ce symptôme en ces termes : *Dolor est torquens atque lancinans, interdum etiam pressivus, cum constrictione pectoris et summo gradu dyspnœæ conjunctus (4).*

---

(1) London medical observations and inquiries, vol. 5, pag. 236.

(2) *Ibidem*, vol. 5, page 242.

(3) Annales de la Société de médecine pratique de Montpellier, tom. 12, pag. 230.

(4) Ouvrage cité, pag. 7.

Je ne répéterai pas comment Elsner, Butter, Parry et Wichmann ont parlé de cette sensation, l'ayant déjà fait à l'occasion de la description de la maladie.

L'opinion des Auteurs sur cette sensation angoissante et douloureuse, n'auroit dû offrir aucune différence, s'ils eussent tous été d'acord sur sa nature et sur son siége. L'incertitude où l'on se trouve encore sur un point aussi important pour le diagnostique et le traitement de cette maladie, m'engage à exposer ici ma façon de penser sur cette douleur, opinion qui se rapproche beaucoup de celle qu'a émise Heberden.

Sans douleur sternale, il n'y a pas d'angine de poitrine ; or, comme on ne peut pas supposer que cette douleur vienne directement du sternum, ni croire que l'ossification des cartilages des côtes puisse l'occasionner, il faut nécessairement alors en placer le siége dans quelques-uns des organes renfermés dans les cavités thorachiques. Examinons les successivement.

Si le cœur étoit affecté, la sensation qui en résulteroit seroit toujours précordiale au début des paroxysmes ; il en seroit de même si c'étoit le péricarde ; en effet nous ne connoissons aucune maladie du cœur et de son enveloppe sur le diagnostique de laquelle on puisse conserver long-temps des doutes après un examen attentif. Si cette douleur venoit du poumon, elle se feroit constamment sentir ou à droite ou à gauche, suivant la partie de l'organe qui seroit en souffrance. Si la plèvre enfin lui donnoit naissance, on la sentiroit moins profondément; d'ailleurs, ni les unes ni les autres de ces affections supposées, ne dureroient des années avec d'aussi longues intermittences, et en laissant ceux qui y auroient été exposés dans un état de bien-être si parfait.

Quoique je sache fort bien que dans les organes internes, la sensation produite par l'affection d'une de leurs parties soit fréquemment un indice peu fidèle du siége et de l'étendue de cette affection même, je crois, malgré cela, qu'on seroit déjà parvenu à reconnoître l'organe ou la partie de l'organe morbide qui donne lieu à la douleur pathognomonique de l'angine de poitrine. Je dirai qu'en mon particulier, j'ai apporté à cet examen la plus scrupuleuse attention, en questionnant avec soin tous les malades que j'ai été appelé à voir, sans être encore parvenu à aucun résultat concluant.

D'après la nature de cette douleur et les diverses modifications dont elle est susceptible chez différens individus, d'après son peu d'influence sur la circulation et la respiration, mais surtout d'après les autopsies cadavériques dans les cas d'angine essentielle et sans complications, on peut être, je crois, convaincu que ce n'est ni le cœur ni les poumons, ni le péricarde ni la plèvre, qui lui donnent matériellement naissance.

En allant ainsi par voie d'exclusion à la recherche du siége de cette douleur, il ne nous reste plus pour le placer que les plexus nerveux de la poitrine, et c'est là en effet qu'il existe, je pense, véritablement : la manière dont se manifeste, se propage et se termine cette sensation angoissante, ses longs intervalles, l'influence qu'ont sur elle les passions de l'ame et le sommeil, ses effets sympathiques sur les extrémités supérieures, la mâchoire ... etc., tout concourt à mettre dans la plus grande évidence sa nature essentiellement nerveuse, et à prouver qu'elle est purement spasmodique. Mais, en avançant que cette sensation est le résultat d'une affection nerveuse, je ne me sens nullement disposé à rechercher quelle est la nature intime de cette affection, et, me contentant d'en tracer les phénomènes, je me dispenserai de remonter à sa cause première.

Quoique les D.ʳˢ Heberden et Jahn (1), aient l'un et l'autre cité un cas dans lequel la douleur du bras paroissoit un instant avant celle au sternum, et que j'en aie fourni moi-même un autre exemple, il ne faudroit pas en conclure, pour cela, que le siége de la maladie fût dans le bras, puisqu'il n'est pas rare de voir débuter un accès de maladie périodique par l'apparition de quelque accident sympathique ou symptomatique. Quiconque aura observé attentivement la sensation douloureuse qui caractérise l'angine de poitrine essentielle, parviendra à la distinguer non-seulement de celles qui dépendent des affections dont l'angine de poitrine simple peut se compliquer, mais encore de celles de plusieurs autres maladies qui ont avec l'angine de poitrine des rapports plus ou moins grands et qu'on a trop souvent confondues avec elle.

____

(1) Journal de Hufeland, vol. 23.

§ 2. *Du pouls dans l'angine de poitrine.*

Si nous n'avions sur la nature du pouls dans l'angine de poitrine, que les observations qui ont été jusqu'ici publiées, nous flotterions d'incertitude en incertitude, et cette boussole, si utile aux médecins pour le diagnostique et le traitement des maladies, nous manqueroit absolument.

Heberden en parle en ces termes : « Comme il arrive quelquefois que le pouls n'est pas dérangé par cette douleur, on peut croire que le cœur n'en est pas affecté (1). »

Wall dit, « que pendant l'attaque, le pouls de son malade s'enfonçoit tellement, qu'il pouvoit à peine le sentir (2). »

Fothergill a trouvé chez tous ses malades le pouls intermittent et irrégulier, non-seulement durant, mais encore hors de l'attaque (3). »

Schmidt parle du pouls de la manière suivante : *Pulsus valdè turbatus, sœpè contractus, parvus atque inœqualis, nec rarò inter-*

-----

(1) Medical Trans., vol. 2, pag. 65.
(2) Medic. Trans., vol. 3, pag. 16.
(3) Medic. observ. and inquir., vol. 5, pag. 244.

mittens tangitur, et æger palpitationibus cordis angitur (1).

Parry avance, « que le pouls est plus ou moins foible, quelquefois tremblant; qu'il s'enfonce, devient serré et foible dans les dernières attaques; chez quelques malades, il est inégal pendant l'attaque, surtout chez les individus qui sont sujets à ces irrégularités. Il est si peu changé chez d'autres, qu'on a présumé que le cœur n'étoit nullement affecté. Mais malgré l'irrégularité du pouls dans l'état ordinaire, je crois qu'il doit devenir encore plus foible, suivant la violence du paroxysme. » Parry ajoute la réflexion suivante, qui ne manque pas de justesse : « Il faut observer qu'en général, les médecins ont rarement été témoins des paroxysmes de l'angine de poitrine, même des plus légers, et encore moins de ceux dont la violence menaçoit la vie des malades, ou les faisoit périr. Ce qu'on en sait est ordinairement raconté par le malade lui-même, ou par des gens qui n'y entendent rien (2). »

Wichmann, en parlant du pouls dans cette maladie, s'est prononcé d'une manière positive.

____

(1) Ouvrage cité, p. 8.
(2) Ouvrage cité, p. 44 — 57.

« Le malade ne peut se coucher dans la plus grande force de l'accès ; il ne peut être courbé en avant, il a besoin d'être placé tout droit : le pouls ne s'écarte point dans cet état de l'ordre naturel ; il a très-peu d'activité, mais il n'est ni suspendu ni irrégulier. Dans l'angine de poitrine simple, non compliquée de la goutte, le pouls est, hors de l'accès, parfaitement naturel ; et s'il est dans le paroxysme un peu plus rapide, il n'est point intermittent, d'après mon expérience, et ne perd jamais sa régularité. »

Quant à moi, je n'ai jamais reconnu dans l'angine de poitrine simple, ni intermittence, ni irrégularité dans le pouls, soit avant, soit pendant, soit après la durée du paroxysme ; à l'approche de celui-ci, le pouls devenoit plus fréquent et se concentroit au point d'être peu sensible au tact. Dans les attaques mortelles, j'ignore ce qu'il est, n'ayant pas vu de malades dans ce moment. En attendant que de nouvelles observations nous l'aient appris, je déduirai des remarques que j'ai faites sur le pouls dans l'angine de poitrine, les deux conséquences suivantes.

Toutes les fois que dans le début d'une angine de poitrine, on trouvera le pouls inégal ou intermittent, on pourra soupçonner une affection organique du cœur ou des gros vaisseaux , et considérer l'angine de poitrine comme une maladie symptomatique. — Chaque fois que dans le cours d'une angine de poitrine, il surviendra de l'inégalité ou de l'intermittence dans le pouls, on pourra en inférer, que la maladie essentielle et primitive se complique de quelque altération organique.

§ 3. *De la Respiration dans l'angine de poitrine.*

Heberden, qui avoit une grande expérience de cette maladie, assure que ceux qui y sont sujets n'ont pas la respiration courte. Celui de ses malades qui lui envoya la relation de son état, s'étoit exprimé en ces termes : « La douleur m'occasionne ou une légère défaillance, ou de la gêne dans la respiration , ajoutant tout de suite après, du moins je le pense ainsi (1). »

Wall dit que son malade avoit une violente dyspnée, ou plutôt une sensation de suffocation (2).

Schmidt définit ce symptôme : *Dolorpectoris*

____

(1) Medic. Trans., vol. 2 , pag. 6o.
(2) Med. Trans. , vol. 3 , pag. 15.

cum summo gradu dyspnoœ conjunctus (1).

Parry remarque, avec beaucoup de justesse, que la dyspnée ne doit pas être considérée comme un symptôme particulier de l'angine de poitrine.

Dans la comparaison de l'angine de poitrine avec le polype du cœur, Wichmann s'exprime ainsi : « Dans l'angine, la gêne ou la suffocation est rarement assez violente pour qu'on remarque dans l'acte de la respiration un changement différent de l'état naturel (2). »

Les malades que j'ai vus n'éprouvoient dans leurs attaques aucune peine à respirer. Leur respiration étoit un peu plus fréquente que dans l'état ordinaire, mais elle s'opéroit sans peine et sans gêne, ce qui n'est pas le caractère de la dyspnée, que Cullen à définie en ces termes : *Spirandi difficultas perpetua, sine angustiâ et potiùs cum repletionis et infarctûs in pectore sensu. Tussis per totum morbi decursum frequens.* (3). D'ailleurs, comment pourroit-on admettre l'existence de la dyspnée avec le besoin qu'ont les malades

---

(1) Ouvrage cité, pag. 7.
(2) Ouvrage cité, pag. 445.
(3) Synopsis nosologiæ methodicæ, tom. 2, pag. 223.

de respirer profondément et la faculté de retenir leur haleine sans souffrance et sans toux? La dyspnée dans l'angine de poitrine n'est donc pas un symptôme essentiel à cette maladie, mais une complication qui tient à quelque cause étrangère.

J'ai examiné chez quelques malades, pendant la durée du paroxysme, l'état du pouls et celui de la respiration; voici les résultats que j'ai obtenus :

I.er CAS. Angine essentielle et simple de la poitrine.
Pouls dans l'état ordinaire.   82
————pendant l'attaque. . . . . 86—88
Inspirations pendant l'attaque. . . . 23—26

II.e CAS. Angine essentielle et simple de la poitrine.
Pouls dans l'état ordinaire.   68
———— pendant l'attaque   80
Inspirations pendant l'attaque. . . . 20—26

III.e CAS. Angine secondaire ou symptomatique produite par une affection du cœur.
Pouls dans l'état ordinaire.   78
———— pendant l'attaque   88
Inspirations pendant l'attaque. . . . 18—23

IV.e CAS. Angine symptomatique entée sur une ancienne affection catarrale.
Pouls dans l'état ordinaire. . . .   96
———— pendant l'attaque . . . . . . 110—116
Inspirations dans l'état ordinaire .   24
——————— pendant l'attaque . .   36—38

§ 4. *De l'éructation dans l'angine de poitrine.*

L'évacuation des vents qu'on a remarquée chez quelques malades et dont ils sont soulagés, n'arrive guère qu'à la fin du paroxysme, et le termine ordinairement comme on le voit dans presque toutes les affections nerveuses.

Quoique je n'aie pas vu paroître ce symptôme d'une manière assez évidente pour qu'il frappât mon attention, on peut cependant concevoir aisément son existence par l'effet des communications établies entre les plexus nerveux de la poitrine et ceux de l'estomac. Toutefois, malgré la réalité de ces communications, je pense qu'on ne doit considérer l'éructation dans l'angine que comme un symptôme fort équivoque, qui n'est sûrement pas constant, qui, au fond, n'est que le résultat d'une affection sympathique de l'estomac, assez semblable à celle des bras, dont les effets sont seulement différens.

§ 5. *De la cause de l'angine de poitrine.*

Heberden a considéré l'angine de poitrine comme un véritable spasme des organes lésés, en ajoutant, cependant, qu'il avoit raison de croire que cette maladie étoit quelquefois accompagnée d'un ulcère qui pouvoit en être le résultat.

Mac-Bride s'est clairement prononcé sur la nature spasmodique de cette maladie, en étayant son opinion de diverses circonstances qui semblent lui servir d'appui (1).

Fothergill, basant son opinion sur ce qu'il avoit observé à l'ouverture des cadavres, croit qu'il est possible que la grande quantité de graisse dont le péricarde, le médiastin et l'épiploon sont couverts, puisse intervenir comme cause directe de l'angine de poitrine; toutefois, ajoute-t-il, il sembleroit que les effets dussent être permanens comme leur cause.

Elsner n'hésite pas à regarder la goutte comme la cause principale de cette maladie.

———

(1) Introduction méthodique à la théorie et à la pratique de la médecine, tome 2, pag. 432.

Il considère la douleur au bras durant le paroxysme comme une affection arthritique, et croit que c'est à son déplacement plus ou moins prompt qu'est due la constriction douloureuse qu'on sent à la poitrine. Il pense encore que la mort ne survient d'une manière si subite que par la concentration sur le cœur de l'humeur errante de la goutte.

Butter dit, que la goutte fixée sur le diaphragme est la cause prédisposante des paroxysmes, et que c'est dans l'excessive sensibilité de cet organe qu'il faut placer la cause première de cette maladie, qu'il propose pour cette raison d'appeler *goutte diaphragmatique.*

Schœffer demeure convaincu que le rhumatisme peut être cause de l'angine de poitrine, mais beaucoup moins fréquemment que la goutte (1).

Schmidt s'est aussi déclaré formellement en faveur de la goutte, comme cause de la maladie. « *Sæpissimè morbum magnus numerus variorum symptomatum antecedit, quibus evanescentibus, morbus ipse ingruit, quæ haud luculenter causam suam sæpè prodeunt et maximam partem ab arthritide anomalâ*

______

(1) Dissertatio de anginâ pectoris, Gottingæ, an. 1787.

deduci possunt. Inter præcipua horum symp-
tomatum numerari possunt, varia ventri-
culi incommoda, vicia virium et partium
digestioni inservientium; spasmi varii gene-
ris, convulsiones, dolores colici et cardialgi;
dolores in artúbus vagi et ipsi insultus po-
dagrici. »

« *Omnia ista symptomata plerùmque in-*
gruente anginæ pectoris insultú, vel planè
evanescunt, vel tamen magna ex parte, tum
numero tum vehementia minuuntur, et rur-
sùs sæpè cum anginá alternant, ut æger
reditu symptomatum ab anginá se liberatum
esse credat. »

Darwin croit que dans ce qu'il nomme
l'asthme douloureux, le diaphragme et les
muscles de la poitrine sont dans un tel état de
convulsion, que le diaphragme n'ayant pas
d'antagoniste à opposer, ce spasme peut devenir la cause de la mort (1).

Elsner fut, à ce que je crois, le premier
qui publia en Allemagne (en 1778) un traité
sur l'angine de poitrine; mais, imbu de l'idée
qu'un principe goutteux ou rhumatismal devoit
être la cause de cette maladie, il lui a associé

---

(1) Zoonomia, tom. 4, pag. 42.

d'autres affections qui n'y ont presque pas de rapport. Son opinion, qui se répandit, donna une fausse direction à celle de ses successeurs et compatriotes, tels que Schœffer, Bergius, Schmidt, Hesse, etc., qui tous ont adopté, d'après lui, la même étiologie pour l'angine de poitrine.

Il étoit réservé au Dr Wichmann de corriger cette opinion erronée des Médecins allemands, et de les ramener à une manière de voir plus conforme à l'observation. « Je n'ai point trouvé, dit-il, confirmée dans ma pratique l'idée de quelques Savans sur la cause supposée arthritique de cette maladie. Parmi les cas que j'ai eu occasion d'observer (leur nombre peut s'élever à treize environ), je n'en ai vu manifestement aucun qui eût la goutte bien caractérisée, ou même seulement cachée ; et, chose bien singulière ! les deux femmes que j'ai observées atteintes de l'angine de poitrine, étoient aussi les seules qui eussent quelque chose de semblable à la goutte, sans être même alors bien prononcée. Si la goutte étoit la véritable cause de l'angine de poitrine, elle n'auroit pas dû manquer chez tous les sujets que j'ai vus atteints, ou mourir de cette maladie. On auroit dû au moins en apercevoir quelques traces. Je ne pourrois pourtant point assurer qu'un malade avec la goutte ne soit jamais exposé à être atteint par l'angine de poitrine, ou que celui qui a l'angine de poitrine ne soit jamais sujet à l'arthtritis ; car pourquoi une personne affectée d'angine de poitrine devroit-elle être garantie plus que toute autre de la goutte ? Celle-ci est aussi peu cause de celle-là, que la maladie vénérienne est cause de la vraie gale, lorsque cette dernière se montre dans la vérole (1). »

Le D.ʳ Rougnon tenta d'expliquer les symptômes de l'angine de poitrine de M.ʳ Charles, par l'ossification des cartilages des côtes, reconnue par l'ouverture du cadavre ; et le Prof. Baumes présume que cette ossification offre des résultats plus constans encore que celle des artères coronaires. Voici l'espèce de solution qu'ont donnée du problème ces deux Médecins.

« On sait que, dans l'état ordinaire, lorsque la circulation se fait très-modérément, la dilatation de la poitrine, indispensable pour cette fonction, ne se fait presque que par l'abaissement du diaphragme et le jeu des fausses-côtes

____

(1) Ouvrage cité, pag. 435—436.

jointes par une de leurs extrémités avec les vertèbres du dos, au moyen d'une articulation qui leur permet un certain mouvement, s'unissent par leur autre extrémité, soit médiarement, soit immédiatement, avec le sternum, par des cartilages dont la souplesse et la flexibilité se prêtent au mouvement de ces os, et leur permettent le jeu nécessaire pour une très-grande inspiration. Mais si, par l'ossification et l'endurcissement de ces cartilages, cette ressource vient à manquer, toutes les fois que la circulation sera accélérée, la veine cave apportant au ventricule droit du cœur plus de sang que le poumon n'en peut admettre, faute de pouvoir s'agrandir suffisamment, ce sang doit s'accumuler dans ce ventricule et dans les vaisseaux qui y correspondent; de là les angoisses, le sentiment de suffocation, l'interruption de la circulation, la mort subite, après des attaques plus ou moins réitérées, qui, à la longue, ont déterminé un vice organique du cœur et de ses vaisseaux. »

Quoique cette solution ait quelque chose de spécieux, elle manque de justesse et n'est pas admissible. En effet, rien n'est plus ordinaire que l'ossification des cartilages des côtes chez les personnes avancées en âge, sans qu'elles en aient ressenti aucune incommodité, ni qu'elles se soient plaint d'aucun malaise analogue à celui qui caractérise le début de l'angine de poitrine ; outre cela, cette ossifica= tion ne se rencontre pas toujours dans cette maladie, puisque sur onze ouvertures de ca-- davres il ne s'est trouvé que cinq individus chez qui ces cartilages étoient ossifiés. Si l'ossifica- tion des cartilages des côtes produisoit cons- tamment l'angine de poitrine, cette maladie ne seroit pas si rare, et feroit redouter plus justement encore les approches de la vieillesse.

Depuis la découverte faite par Jenner, que l'ossification des artères coronaires du cœur ac- compagne ordinairement l'angine de poitrine, on en a attribué la cause à cette affection or- ganique. Il sembloit assez plausible que de telles entraves dussent s'opposer à la dilatation du cœur lorsqu'un *stimulus* de nature, soit physique soit morale, y faisoit affluer, ou y retenoit le sang en trop grande quantité. On pouvoit supposer qu'il résultoit de là une compression plus ou moins forte des nerfs cardiaques, capables de suspendre instanta- nément les fonctions du cœur, et de produire une mort subite.

On expliquoit par cette hypothèse, d'une

manière assez satisfaisante, non-seulement l'apparition de la douleur sternale au moment de l'attaque, mais encore le peu d'altération qu'on observe dans la respiration et la circulation,

Pour donner à cette hypothèse encore plus de vraisemblance, il étoit nécessaire de remonter à la cause de l'ossification des artères coronaires, et il falloit présenter cette lésion organique comme cause disposante de la maladie; autrement, on n'expliquoit ni son invasion assez brusque, ni sa guérison, qu'on ne pouvoit se flatter d'attendre que dans les cas encore peu invétérés. Pour cela, il falloit recourir à une irritation déterminée par un agent quelconque, dont les effets fussent d'agacer les nerfs des plexus cardiaques, et d'exciter sur la tunique interne des artères coronaires une sécrétion de phosphate de chaux contre nature, capable de développer la maladie, dont le danger s'aggravoit tous les jours par les progrès de l'ossification des artères coronaires : de cette manière, le sang n'arrivant plus au cœur en quantité suffisante pour le stimuler comme dans l'état de santé, et les spasmes du cœur se multipliant par l'agacement des nerfs qui accompagnent les artères coronaires, cet organe se trouvoit attaqué à la fois dans les deux sources qui entretenoient en lui le principe de vie ; il falloit donc que le malade succombât.

Quelque spécieuse que paroisse d'abord cette théorie, j'ai reconnu, après un mûr examen, qu'elle ne satisfaisoit pas à l'explication de tous les phénomènes de la maladie, et qu'elle ne répondoit pas à cette puissante et double objection. « On a trouvé souvent les artères coronaires ossifiées, sans que l'angine de poitrine existât; et, inversement, on a rencontré cette maladie, sans que les artères coronaires du cœur fussent ossifiées. »

Morgagni nous a transmis deux observations qui prouvent la vérité de cette double assertion.

« *Mater familias duos et quadraginta annos nata, diù valetudinaria, diùque obnoxia vixerat paroxysmo cuidam ad hunc modum se habenti. A concitatis corporis motibus ingruebat molestus quidam angor intra superiorem thoracis sinistram partem, cum spirandi difficultate, et sinistri brachii stupore : quæ omnia, ubi motus illi cessarent, facile remittebant : ea igitur mulier, cum rhedâ veheretur, lætoque esset animo, ecce tibi ille idem paroxysmus : quo correpta, et mori se, aiens, ibi repentè mortua est. —*

A thorace incepta dissectio est. In hoc pari utrinque copiâ, nec illa exigua, effusum erat serum per se cruentem; animadversum enim fuerat nihil sanguinis in pectoris incisione illuc excidisse. Sani pulmones, nisi quod dissecti, ut postea vidimus, nimio redundabant spumoso sero. Cor potius magnum, et durum valdè, ac robustum. Aorta ad curvaturam non parum dilatata. — Sed intùs ubicunque incideres, hic illic inæqualis, nec sine osseis perfectis squamulis, nedum crebris incohatarum indiciis. — In illoque ab ipsâ origine pone semilunares valvulas, quæ duræ hic illic erant, et cum futuri ossis initiis, ad iliacas usque arterias descripta vitia animadvertimus. — Hinc oculos ad cor referentes, et ad cœtera quæ ipsi annexa sunt, vasa, nihil usquam conspeximus vitii, nisi quod pulmonaris venæ caudex poulò visus est æquo major. In hoc, et in adjecto ventriculo sanguis erat paucus, isque, ut aliis omnibus in locis, niger, et omninò fluidus sed in pulmonaris arteriæ trunco non paucus; quanquam in ventriculo dextro, ejusque auricula nullus; facile quia per venam cavam, paulò antè infra jecur incisam, defluxerat (1). »

____

(1) J. B. Morgagni, De sedibus et causis morborum, Lib. 2. Epist. 26, § 31.

« *Seni quidem macilento*, dit ailleurs Morgagni, *pulsus fuerant debiles, et parvi quidem, sed minimè intermittentes, cum propter incarceratam, ut vocant enterocelen illatus est in nosocomium. Qui ante hunc morbum sic essent, an potiùs ob hunc ipsum, cum ea intestinorum inflammatione conjunctum, ut cita mors omnem curationem anteverterit, etsi pro certo scire non potui ; . . . . cordis exteriorem faciem examinanti se obtulit coronaria sinistra in canalem osseum ab ipsá origine ad tractum plurium digitorum mutata, quá basis magnam partem amplectitur. Sed et rami illius prælongi, quem per anteriorem cordis faciem demittit , pars erat ossea jam facta ad tantum spatium, quantum digiti transversi tres operirent. Itaque via sanguini utrobique patebat non per canalem membraneum, aut quem disjectæ lamellæ osseæ hic illic duriorem facerent, sed per tubulum osseum perpetuum , vix nonnullis in locis minus durum, iisque perexiguis, et cum transversá lineolá nodorum exilis arundinis comparandis* (1). »

____

(1) J. B. Morgagni, de sedibus et causis morborum, Lib. 2, Epist. 24, § 16.

A l'ouverture du cadavre de M.ʳ Gregory, ministre du St. Evangile, le D.ʳ Johnstone trouva les vaisseaux qui se rendent au cœur et ceux qui en partent *tout-à-fait sains et sans ossifications* (1).

Stoeller nous apprend que dans le cadavre d'un de ses malades âgé de cinquante-six ans, les gros vaisseaux du cœur commençoient à passer à un état cartilagineux, mais que les artères coronaires n'y participoient en aucune manière (2).

Le D.ʳ Desportes cite le cas d'un jeune homme de vingt-cinq ans, qui, après cinq années, à peu près, d'un service militaire très-actif et terminé par une blessure d'arme à feu reçue près de l'aine droite, fut attaqué à différentes reprises d'affections rhumatismales, et ressentit alors les premiers symptômes de l'angine de poitrine. Il mourut trois ans après, à l'âge de vingt-huit ans, dans un état de marasme produit par la blessure de l'aine. A l'ouverture du cadavre on ne trouva aucune espèce

______

(1) Mémoires de la Société de médecine pratique de Londres, vol. 1, pag. 376.

(2) Journal de Hufeland, vol. 23.

d'altération du cœur, ni induration, ni ossification de ses artères coronaires (1).

Sénac rapporte, que chez un récollet, qui étoit sujet à des palpitations, on trouva les artères coronaires ossifiées et formant des rameaux semblables à des branches de corail (2). Mais comme les palpitations ne sont pas un des symptômes de l'angine de poitrine, nous n'avons aucune raison de croire que l'individu en question étoit atteint de cette maladie.

Sénac cite encore, d'après Pozzis, un jeune homme de vingt-sept ans qui mourut, et à l'ouverture duquel on trouva les artères coronaires tellement alongées et rétrécies, qu'elles ne pouvoient plus recevoir le sang (3); mais ce n'est guère l'époque de la vie à laquelle on est sujet à l'angine de poitrine.

D'après les recherches faites par M.ʳ Des-

---

(1) Traité de l'angine de poitrine par E. H. Desportes. Je ferai remarquer que cette observation ne peut guère être considérée comme un cas d'angine de poitrine simple, puisqu'on pourroit en attribuer la cause soit à la blessure qu'avoit reçue à l'aine le malade, soit aux douleurs rhumatismales qui avoient précédé cet accident.

(2) Sénac, Traité du cœur, Liv. 4. chap. 9, p. 434.

(3) Senac, Traité du cœur, Liv. 4, ch. 9, p. 436.

portes sur les altérations du tissu artériel, il résulte que sur douze femmes de tout âge, mais pourtant au-dessus de trente ans, il en a trouvé neuf dont les artères coronaires formoient des cylindres solides, ou étoient assez encroûtées pour gêner la circulation (1).

Dans l'essai sur les maladies organiques du cœur de M.ʳ Corvisart, on trouve des cas remarquables de l'ossification du cœur, ou de la transformation de son tissu musculaire en substance cartilagineuse et osseuse, altérations qui n'ont pas donné lieu cependant à l'angine de poitrine (2).

« J'ai vu (ainsi s'exprime le professeur Odier) des malades qui avoient tous les symptômes de l'angine de poitrine, et qui se sont guéris par l'usage des antispasmodiques. Ces remèdes n'auroient-ils pas été inutiles, et la maladie ne seroit-elle pas toujours incurable si elle dépendoit, dès le principe, d'une affection organique? J'en ai vu d'autres, et en assez grand nombre, qui n'avoient jamais eu aucun de ces symptômes, quoiqu'à l'ouverture, le cœur et les gros vaisseaux se trouvassent affectés de la

____

(1) Ouvrage cité, p. 81.

(2) Voyez observations 27, 30 et 31, pag. 168-182.

même manière qu'ils le sont ordinairement dans l'angine de poitrine. J'en ai vu enfin qui sont morts subitement et à la suite de symptômes parfaitement semblables à ceux de cette maladie, à l'ouverture desquels on n'a cependant trouvé aucun dérangement dans la structure et le volume de ces organes (1). »

S'il falloit ajouter aux autorités que je viens de rapporter pour prouver que l'ossification des artères coronaires peut exister sans angine de poitrine, je rapporterois que j'ai trouvé chez un homme de quarante-deux ans, mort des suites d'un rhumatisme aigu qui s'étoit porté sur la poitrine, ces artères complétement ossifiées ; et, tout récemment, j'ai vu le cœur d'un homme mort âgé de soixante-trois ans, dont les artères coronaires étoient complétement ossifiées, sans que la maladie à laquelle il succomba eût donné lieu à aucun symptôme d'angine de poitrine. Les valvules sigmoïdes ou sémi-lunaires de l'aorte étoient aussi ossifiées en grande partie, de même que tout le cercle musculo-tendineux qui leur sert de base.

Il est très-vraisemblable que l'ossification des

____

(1) Bibl. Brit., vol. 2, pag. 302, année 1796.

artères coronaires n'est jamais assez complète
pour intercepter totalement le cours du sang
dans ces vaisseaux, et éteindre tout-à-coup le
stimulus du cœur, s'il est entretenu toutefois
par le sang qui circule dans ces vaisseaux, ce
qui est fort problématique. D'ailleurs l'ossification des artères coronaires, après plusieurs
années de maladie, n'a pas offert une consistance assez solide pour occasionner une mort
subite par la pression des nerfs du cœur, d'autant que cette compression (si réellement elle
existe) s'est faite par degrés, et insensiblement.

Ecoutons ce que rapportent sur ce sujet les
D.ʳˢ Jenner et Parry : leur témoignage ne peut
pas être suspect, puisqu'ils ont l'un et l'autre
attribué la cause de l'angine de poitrine à l'ossification des artères coronaires.

« M.ʳ Paytherus ayant rencontré dans sa pratique un cas d'angine de poitrine, et le malade
ayant succombé, j'offris de gager (dit le D.ʳ
Jenner) avant qu'on procédât à l'ouverture du
cadavre, qu'on trouveroit les artères coronaires
ossifiées, ce qui ne fut cependant pas vrai rigoureusement, mais les tuniques de ces artères
étoient dures, et renfermoient dans leur cavité
une espèce de canal cartilagineux qui y adhéroit, quoiqu'on pût néanmoins le séparer aussi

aisément qu'on sort son doigt d'un gant très-étroit. Nous conclûmes alors, que l'organisation viciée de ces vaisseaux étoit la cause de la maladie (1).

L'ouverture du cadavre de M.ʳ Bellamy, rapportée par Parry, est conçue en ces termes : « La lame interne du péricarde et de l'aorte étoit garnie de petites granulations, que nous supposâmes être l'effet de l'inflammation. En coupant les artères coronaires, nous trouvâmes que les tuniques étoient épaissies, et qu'elles approchoient de l'état cartilagineux; chacune d'elles avoit sa surface interne encroûtée d'une substance assez semblable à celle qui se forme au-dedans de la trachée dans le croup, et qui en avoit beaucoup diminué la capacité. Cette substance s'étendoit, et on la retira des plus petites ramifications de chaque artère, même jusqu'à la pointe du cœur; la texture en étoit ferme et forte jusqu'à la première bifurcation de chaque artère, et devenoit d'autant plus molle à mesure qu'elle se ramifioit en avançant vers la pointe du cœur (2). »

L'ouverture du cadavre de M.ʳ S * présenta

---

(1) Parry, ouvrage cité, pag. 4.
(2) Parry, ouvrage cité, pag. 12.

les tuniques des deux artères coronaires ossifiées en différens endroits, depuis leur naissance jusqu'à la distance de quatre pouces au
moins, de manière que la portion ossifiée occupoit les trois quarts de cette étendue, et
qu'un petit chalumeau ne pouvoit pas être introduit dans la cavité de ces vaisseaux (1).

Dans la troisième observation du D.ʳ Parry,
relative à **M.ʳ M.**, on reconnut que les artères
coronaires contenoient l'une et l'autre dans leurs
cavités des incrustations dures qu'on put enlever
facilement; elles ressembloient à des tubes os-
seux attachés à leurs artères respectives, comme
les écailles osseuses dont nous venons de parler
l'étoient à l'aorte. Chacun de ces tubes avoit
environ un pouce et demi de longueur, et la
plus petite sonde ne pouvoit pénétrer dans leur
cavité (2).

Si l'ossification des artères coronaires étoit
réellement la cause essentielle de l'angine de
poitrine, quels remèdes assez énergiques pourroient détruire ces concrétions, et quelle espérance pourroit-on jamais concevoir de guérir
cette maladie? Cependant l'expérience dépose

----

(1) Parry, ouvrage cité, pag. 24.
(2) Parry, ouvrage cité, pag. 32.

qu'on l'a guérie, lors même qu'elle avoit duré un temps assez long.

Les malades ne meurent pas subitement dans l'angine de poitrine simple (suivant la remarque de Wichmann) durant le paroxysme, ce qui devroit être, si la mort dépendoit d'une forte pression des nerfs cardiaques causée par l'ossification des artères coronaires.

Comment imaginer que la vitalité du cœur pût s'éteindre aussi subitement et par une cause aussi légère que celle de la pression des nerfs cardiaques, tandis que leur ligature, leur section même, n'influent qu'indirectement sur les contractions du cœur?

Si le cœur mouroit le premier dans l'angine de poitrine, par l'effet de l'ossification de ses artères coronaires, on devroit trouver les vaisseaux sanguins des poumons affaissés et vides de sang, et l'oreillette et le ventricule gauche, au contraire, remplis d'un fluide passablement floride ; tandis qu'on a remarqué que le sang contenu dans les vaisseaux, soit artériels, soit veineux, avoit une couleur très-noire, et qu'il ne se coaguloit pas, même après une longue exposition à l'air.

Enfin, on ne conçoit pas comment un cœur qui, malgré l'ossification de ses artères, a pu continuer l'exercice de ses fonctions, sans presque aucune altération sensible dans la circulation, tombe tout-à-coup sans cause apparente, dans un état d'impuissance telle, que la mort en soit la suite immédiate.

Je crois avoir assez présenté d'objections contre l'opinion de ceux qui admettent l'ossification des artères coronoires, comme cause essentielle et déterminante de l'angine de poitrine, pour prouver l'insuffisance de cette théorie. Si je me suis autant étendu sur ce sujet, c'est parce que j'ai cru très-important de combattre une erreur d'autant plus fâcheuse que le traitement et le pronostic de la maladie reposent absolument sur la connoissance exacte de sa cause et de ses effets.

Avant que d'émettre mon opinion sur la cause de l'angine de poitrine, je placerai sous un point de vue général les conclusions que le D.ʳ Parry croit pouvoir tirer de ses recherches sur la nature et les causes de cette maladie.

I. L'angine de poitrine est un cas de syncope précédée d'anxiété ou d'une douleur remarquable dans la région de la poitrine.

II. Autant que les observations les plus exactes faites jusqu'à ce jour en fournissent la preuve, la disposition à l'angine de poitrine provient d'un vice d'organisation du cœur lui-même, et cette organisation vicieuse semble dépendre surtout de l'ossification des artères coronaires.

III. Le vice d'organisation agit en diminuant l'énergie du cœur, c'est-à-dire non-seulement la facilité de cet organe à entrer en contraction, mais encore son degré d'irritabilité et d'excitabilité.

IV. Les principaux symptômes de la maladie sont l'effet du retard ou de l'accumulation du sang dans les cavités du cœur ou des gros vaisseaux voisins.

V. Les causes qui déterminent les paroxysmes, sont aussi celles qui produisent l'accumulation du sang,

(*a*) par la pression mécanique;

(*b*) en stimulant à un très-haut degré le système de la circulation : en vertu de quoi, le cœur, affoibli par son vice d'organisation, tombe facilement dans un état de repos, tandis que le sang continue à être poussé dans les veines.

VI. Après un état de suspension plus ou moins marqué, le cœur peut recouvrer son irritabilité pour continuer à entretenir la circulation d'une manière plus ou moins parfaite, par l'effet des stimulans ordinaires.

VII. La mort est enfin la conséquence d'un manque d'irritabilité du cœur auquel il n'y a plus de remèdes (1).

En dernière analyse, l'étiologie de la maladie, d'après le D.ʳ Parry, se réduit à ceci : l'ossification des artères coronaires, cause déterminante de la maladie, diminuant l'énergie du cœur, cet organe ne peut se contracter aussi vîte, ni aussi fréquemment que l'exigeroit la quantité de sang qui lui arrive, après qu'une cause quelconque en a accéléré la circulation.

Cette théorie, qui est au fond la même que celle que j'ai déjà combattue plus haut, ne répond pas à cette autre objection.

Pourquoi les attaques d'angine de poitrine surviennent-elles si souvent pendant le sommeil, lorsque la circulation est aussi calme que possible, et qu'aucune pression mécanique n'agit à l'extérieur sur le malade?

Le D.ʳ Jahn considère l'angine de poitrine comme une paralysie incomplète du cœur, sans croire pourtant que l'ossification des ar-

---

(1) Ouvrage cité, pag. 140.

tères coronaires en soit la cause. Il la nomme, avec Parry, *syncope anginosa* (1).

Si l'opinion que j'ai avancée sur la nature de la douleur au sternum est exacte et juste, elle nous conduira directement à la cause de l'angine de poitrine, qu'on ne peut attribuer qu'à une affection nerveuse du poumon qui gêne les fonctions de cet organe. Cette définition étiologique rend compte, à mon avis, de tous les phénomènes de la maladie considérée dans son état de simplicité, depuis son invasion jusqu'à sa terminaison fatale.

Pour procéder avec ordre à l'explication de ces phénomènes, il est nécessaire d'en présenter ici le tableau.

Les attaques arrivent d'une manière soudaine et se terminent de même, en laissant aux malades des intervalles de parfaite santé.

Le paroxysme est déterminé par l'exercice du corps, surtout en montant un terrain incliné, en marchant après le repas, ou contre le vent; par les inquiétudes d'esprit, et, à plus forte raison, par les passions; rarement par un exercice passif.

Les attaques paroissent après le premier

____

(1) Journal de Hufeland, vol. 23, pag. 37.

sommeil, lorsque la maladie a vieilli ou qu'elle est parvenue à un certain degré d'intensité.

Pendant la durée de l'attaque, le pouls est un peu plus fréquent et un peu concentré, nullement intermittent ni irrégulier ; la respiration est libre et un peu accélérée ; les extrémités supérieures ou la mâchoire sont affectées d'une sensation pénible.

Cette maladie est surtout propre aux personnes avancées en âge ; elle peut durer plusieurs années sans altérer d'ailleurs la santé, à moins qu'elle ne se complique, ce qui a lieu assez souvent.

La mort arrive subitement et d'une manière tout-à-fait inopinée.

A l'ouverture des cadavres, on trouve le poumon gorgé d'un sang très-noir et par conséquent très-carbonisé ; les cavités du cœur vides, et diverses concrétions osseuses et cartilagineuses dans les artères coronaires ou dans quelques-unes des dépendances du cœur.

Pour mieux faire sentir les effets de l'affection nerveuse du poumon dans l'angine de poitrine, tels que nous nous les représentons, il ne sera pas inutile de rappeler brièvement quelques particularités sur l'organisation de ce viscère et sur ses fonctions.

Dès notre noviciat en physiologie, nous nous sommes accoutumés à considérer le poumon comme un organe passif, ou comme un canal aérien très-ramifié, qui recevoit à chaque inspiration une quantité variable d'air atmosphérique, qui en étoit chassée par l'expiration, après avoir transmis au sang une partie de son principe vital, et s'être chargée de ce que ce liquide avoit acquis de nuisible en parcourant tout le corps.

Pour modifier notre manière de voir sur ce sujet, il n'a rien moins fallu que la découverte importante de M.ʳ Reiszeisen, dont les travaux ont été récompensés par une couronne académique (1). Ce savant nous a appris, que non-seulement chaque anneau de la trachée et des bronches, mais encore chacune des cellules pulmonaires avoit reçu de la nature un appareil musculaire ; la dilatation de ces petits muscles facilite l'accès à l'air extérieur jusque dans chaque cellule pulmonaire, et leur contraction, réciproquement, l'en expulse d'une manière bien plus complète que si le tout

____

(1) Reiszeisen und Sömmering über den Bau der Lungen ; zwei Preischriften welche von der Königlichen Academie der Wissenschaften zu Berlin den Preis erhalten haben. Berlin, 1808.

s'opéroit sans leur intervention. Ces observations neuves, aident à concevoir l'utilité d'un plexus nerveux aussi considérable que le plexus pulmonaire, comment il coopère à l'acte de la respiration, et, par une suite bien naturelle, comment l'affection de ces nerfs peut réagir sur les phénomènes de la respiration.

L'acte de la respiration se compose de trois phénomènes : le premier, entièrement mécanique, s'exécute par l'action des muscles intercortaux et du diaphragme; le second s'opère par la dilatation et la contraction des cellules pulmonaires au moyen de leurs muscles; le troisième enfin, purement chimique, décompose l'air inspiré, et communique au sang contenu dans le poumon un changement sur lequel repose la base de notre existence; mais ce changement dans la coloration du sang ne pouvant s'opérer complétement que dans les cellules pulmonaires, il ne suffit pas de respirer pour oxigéner le sang, il faut, de plus, que l'air passe dans ces cellules, qu'il les distende et qu'il remplace celui qui, par son séjour, y a perdu son oxigène (1).

____

(1) Quoique notre existence se termine par une profonde expiration, les poumons contiennent encore

Le célèbre Bichat avoit déjà remarqué que la coloration du sang étoit plus rapide et surtout plus vive quand l'animal soumis à l'expérience respiroit naturellement, que lorsqu'on injectoit de l'air dans le poumon, après en avoir pompé celui qu'il contenoit ; ce qui se conçoit aisément, parce que, dans l'inspiration naturelle, chaque cellule pulmonaire distendue par ses muscles donne un accès facile à l'air, au lieu que, dans l'injection, leur distension est toujours incomplète, malgré la force qu'on emploie pour cela (1).

Avec ces notions sur l'organisation et les fonctions du poumon, examinons maintenant comment arrive la première attaque d'angine.

Quoiqu'on s'accorde à dire qu'elle paroît brusquement et sans signes précurseurs, cela n'est pas rigoureusement exact, puisqu'elle est précédée, dans la plupart des cas, d'une légère sensation pénible qui se manifeste en marchant vîte ou en montant un terrain incliné ;

---

après la mort, plus de cent pouces cubes d'air. Voyez sur ce sujet, le mémoire intéressant de MM. Allen et Pepys, inséré dans les Trans. Phil. de Londres, année 1809.

(1) Recherches philosophiques sur la vie et la mort par Xavier Bichat.

mais ou ne regarde cela que comme un peu
d'essoufflement qu'on attribue ou à l'embonpoint qu'on a acquis, ou au travail d'une digestion qui s'opère, à la foiblesse de l'âge ou
aux chagrins qu'on éprouve, sans en scruter
plus profondément la cause. A cette légère
sensation, succède la première attaque, dont
la cause déterminante échappe le plus souvent,
à moins que le malade n'ait fait un exercice un
peu violent, qu'il n'ait quelque nouvelle inquiétude d'esprit, ou qu'il n'ait commis quelque
excès.

Si la cause déterminante de la première attaque de l'angine de poitrine reste souvent in-
connue, on est forcé de convenir que les causes
qui y disposent ne sont guère plus évidentes.
Cependant si l'on considère l'âge des individus
atteints de cette maladie, et les actions qui en
provoquent surtout les paroxysmes, on en
pourra tirer des conséquences propres à jeter
quelque lumière sur un objet aussi obscur.

Chaque jour, la réaction de la puissance
nerveuse diminue chez les gens âgés; et, au-
delà d'une certaine époque, tous les ressorts
de la vie organique s'usent et s'affoiblissent,
ce qui diminue la sensibilité et la contractibilité. Le cœur ne palpite plus de plaisir, la res-

piration n'est plus accélérée par le désir, les sens s'émoussent, les passions se taisent, et les liquides coulent tranquillement dans leurs canaux, sans secousse ni irrégularité. Ne peut-on pas raisonnablement supposer que le poumon perd aussi une partie de son énergie, tellement que la plus légère impression fâcheuse l'empêche de fonctionner comme autrefois dans l'état de santé? La comparaison suivante donne une assez juste idée de l'usure des forces vitales du poumon par l'effet de l'âge.

Voyez un homme de soixante ans gravir une colline à côté d'un jeune homme. Quelle différence dans la marche! on croiroit voir le lièvre et la tortue. Le premier sans y penser, ralentit son pas et le mesure sur la force de son poumon; à peine a-t-il parcouru une partie du chemin qu'il est oppressé, qu'il sent ses jambes lui refuser leur service, et qu'il est forcé de s'arrêter pour reprendre haleine; il éprouve, en un mot, une véritable attaque d'angine de poitrine, qui ne diffère de celles qui font le sujet de ce mémoire, que parce que les nerfs du poumon n'étant pas malades, ils peuvent recruter par un peu de repos l'énergie suffisante pour opérer la complète oxigénation du sang.

Les effets qu'on éprouve en escaladant une montagne très-élevée, ressemblent tellement à ceux de l'angine de poitrine, que je ne puis me défendre d'en faire ici la comparaison.

« Lorsqu'on s'élève à la hauteur de treize à quatorze cents toises, dit de Saussure, on sent que les forces musculaires s'épuisent avec une extrême promptitude. On pourroit attribuer cet épuisement à la seule fatigue. Mais ce qui distingue et caractérise le genre de fatigue que l'on éprouve à ces grandes hauteurs, c'est un épuisement total, une absolue impuissance de continuer sa marche, jusqu'à ce que le repos ait réparé les forces. Un homme fatigué dans la plaine, ou sur des montagnes peu élevées, l'est rarement assez pour ne pouvoir absolument plus aller en avant; au lieu que sur une haute montagne, on l'est quelquefois à un tel point, que, fût-ce pour éviter le danger le plus imminent, on ne feroit pas, à la lettre, quatre pas de plus, et peut-être même pas un seul. Car si l'on persiste à faire des efforts, on est saisi par des palpitations et par des battemens si rapides et si forts dans toutes les artères, que l'on tomberoit en défaillance si on l'augmentoit encore en continuant de monter. »

« Cependant, et ceci forme le second caractère de ce singulier genre de fatigue, les forces se réparent aussi promptement, et en apparence, aussi complétement qu'elles ont été épuisées. La seule cessation de mouvement, même sans que l'on s'asseye, et dans le court espace de trois ou quatre minutes, semble restaurer si parfaitement les forces, qu'en se remettant en marche, on est persuadé qu'on montera tout d'une haleine jusqu'à la cime de la montagne (1). »

Dans la relation de son ascension à la cime du Mont-Blanc, de Saussure dit encore : « J'étois obligé de reprendre haleine à tous les quinze ou seize pas ; je le faisois debout, appuyé sur mon bâton, mais à peu près de trois fois l'une, il falloit m'asseoir ; ce besoin de repos étoit absolument invincible; si j'essayois de le surmonter, mes jambes me refusoient leur service (2). »

Bouguer avoit aussi éprouvé les mêmes sensations sur les Cordiliéres. « Plusieurs d'entre nous, lorsque nous montions, tomboient en défaillance et étoient sujets aux vomissemens, mais ces accidens étoient plus l'effet de la

---

(1) Voyages dans les Alpes, § 559.
(2) Ibidem, § 1688.

lassitude que de la difficulté à respirer. Ce qui le prouve d'une manière incontestable, c'est qu'on n'y étoit jamais exposé lorsqu'on alloit à cheval (nouveau rapport avec l'angine de poitrine), ou lorsqu'on étoit une fois parvenu au sommet, où l'air cependant étoit encore plus subtil (1). »

J'ai souvent éprouvé moi-même, et dans les mêmes circonstances, toutes les sensations qu'a si exactement décrites le célèbre de Saussure ; mais j'ai eu de plus et constamment, une douleur angoissante dans le bras gauche, qui se faisoit sentir à l'insertion du muscle deltoïde, et qui, si je persistois à marcher, se propageoit le long de la partie postérieure de l'avant-bras, jusqu'au bout des doigts annulaire et auriculaire, et y occasionnoit une telle insensibilité, que je pouvois les pincer fortement sans m'en apercevoir. Quelques minutes de repos faisoient disparoître cet accident nerveux, qui renaissoit bientôt après, et que je ressens encore dans la plaine, lorsque je me hâte pour monter un plan incliné, surtout dans les chaleurs (2).

Quand on réfléchit à la parfaite similitude

---

(1) Voyage au Pérou, page 36.
(2) Voyez note A, à la fin de l'ouvrage.

qui existe entre les sensations dont je viens de parler et celles que produit l'angine de poitrine, on est surpris que les auteurs n'aient pas eu déjà l'idée d'en placer le siége dans l'organe pulmonaire. Quant à moi, je demeure convaincu que la foiblesse naturelle du poumon, jointe à une affection particulière de ses nerfs, sur laquelle je m'abstiens de prononcer, sont les seules causes de cette maladie (1).

C'est une chose sans doute bien étonnante, de voir les paroxysmes de l'angine de poitrine déterminés par deux causes diamétralement opposées, l'exercice, et le repos le plus absolu, savoir le sommeil : toutefois, notre hypothèse étiologique sur cette maladie se prête plus facilement qu'on ne pense, à l'explication des phénomènes dans ces deux états différens.

Le sang circulant par l'exercice avec plus de rapidité, accélère la respiration, et oblige, par une suite naturelle, les poumons à un travail plus considérable, pour fournir, par

____

(1) Je prie le lecteur de ne pas perdre de vue qu'il n'est ici question que de l'angine de poitrine essentielle, et non de celle qui peut survenir par l'affection morbide et antécédente de quelqu'un des organes de la poitrine.

l'intermède du cerveau, aux organes du mouvement le principe qui alimente et leur force,
et leur jeu. Si ces organes sont sur ces en-
trefaites en quelque sorte paralysés, il devra
en résulter une prompte désoxigénation du
sang, dont les effets délétères sur le cœur et
le cerveau causeront une prostration de forces
telle, que le malade sentira forcément le
besoin de s'arrêter, jusqu'à ce que la circulation du sang s'étant calmée, il ait, en vertu
de cela, recouvré ses forces et la faculté de
se mouvoir de l'endroit où il avoit été surpris
par l'attaque.

Le sommeil, si nécessaire à l'entretien de
la vie animale, paroît, dans l'angine de poitrine, suspendre plus ou moins la vie organique du poumon ; la décarbonisation du sang
en devient moins complète qu'elle ne l'est
dans l'état de santé, et cette diminution lente
et progressive dans l'oxigénation du sang depuis que le malade s'est endormi, va en cheminant, jusqu'à ce qu'il se réveille dans un
état d'angoisse et de demi-asphyxie, qui pourroit le conduire au tombeau, si son sommeil
n'étoit heureusement troublé par d'autres circonstances. Comment pourroit - on refuser,
en effet, une connexion entre le cerveau et

les nerfs pulmonaires ? les derniers, n'établissent-ils pas le chaînon qui lie la vie organique à la vie animale ? Il est bien peu de chirurgiens attentifs et observateurs, qui n'aient remarqué dans la pratique des grandes opérations, les nuances différentes que prend le sang artériel par l'angoisse et la gêne qu'éprouvent alors les malades à respirer (1).

(1) Un homme âgé de 55 à 60 ans, tomba de son char dans un état d'ivresse; il se luxa le pied, et se fractura le péroné en même temps que les tendons et les ligamens furent rompus. Des accidens tétaniques se déclarèrent du neuvième au dixième jour, et malgré l'opium et le mercure qu'on administra à très-haute dose, on fut obligé, le seizième jour depuis l'accident, de faire l'amputation de la jambe. Je remarquai, durant l'opération, que la couleur du sang artériel différoit fort peu de celle du sang veineux, et de plus, que les artères avoient perdu leur contractibilité naturelle ; car ayant fait cesser la pression sur l'artère poplitée, le sang, loin de darder, en sortit en bavant. — Thomas observe, que dans quelques ouvertures de sujets morts du tétanos, le sang, loin d'être coagulé, étoit fluide comme de la mélasse, ainsi qu'on le trouve chez les animaux qui ont été foudroyés, ce qui sembleroit indiquer que le tissu musculaire artériel, participe à l'affection spasmodique générale des muscles volontaires (1). Cullen avoit dit depuis long-

(1) Dr Thomas's Modern practice of Physic, 4th Ed., p. 528.

Les découvertes intéressantes de Mr Dupuytren paroissent évidemment prouver, que les
fonctions du poumon sont dérangées aussitôt
que l'action de ses nerfs est suspendue, et que
la non-oxigénation du sang ne dépend pas du
défaut d'air dans les poumons. « Si l'on coupe
à la fois les deux nerfs de la huitième paire,
dit ce célèbre chirurgien, il survient sur le
champ une asphyxie d'une nature très-singu-
lière. La respiration devient grande, plaintive,
et s'exerce avec les plus violens mouvemens
dans les muscles inspirateurs. Pendant tout le
temps que dure cette asphyxie, l'air ne cesse
pas un seul instant de pénétrer dans les poumons, et le sang de les traverser ; ce qui

temps : « S'il est permis de tirer quelque indication de
l'état du sang veineux dans le tétanos, les apparences
qu'il présente sembleroient proscrire l'emploi de la
saignée (1). » Au rapport de MM. Delille et Magendie,
l'extrait de l'*upas tieuté* appliqué à la moelle épinière,
frappe tous les muscles auxquels elle fournit des nerfs,
d'une contraction spasmodique, laquelle suspend le
phénomène de la respiration, et jette les animaux
dans une asphyxie complette (2).   (Note ajoutée.)

(1) First lines of the practice of Physic, § 1277.

(2) Alibert, nouveaux élémens de Thérapeutique, 3.e édition,
Tom. 1.er, p. 400.

établit, d'une manière invincible, que ce n'est ni par la suspension des mouvemens de la poitrine, ni par celle des mouvemens du cœur, mais bien par la suspension de l'action nerveuse sur le tissu propre du poumon, que cette asphyxie a lieu (1). »

Le Prof. Dumas croit que, de la séction de la paire vague, il résulte que l'air ne pénètre pas, *comme il convient,* dans le tissu intérieur du poumon, en sorte que le sang perd sa couleur rouge ; ce n'est pas que la combinaison chimique qui devroit le colorer ne puisse se faire, c'est que l'air, ou le principal agent de cette combinaison n'entre pas en quantité suffisante dans les poumons, faute de trouver des organes convenablement disposés à le recevoir (2).

Lorsqu'on analyse l'air expiré par une personne en santé, on trouve que celui qui sort le premier de la poitrine, a peu perdu de son oxigène, tandis que le dernier est d'autant plus vicié, qu'il a séjourné plus long-temps dans cette

----

(1) Bulletin de la Société Philomatique, année 1807. — Bibliothèque médicale, année 1807.

(2) Journal de médecine, de chirurgie, etc., vol. 33, pag. 353.

cavité, ce qui démontre assez clairement, que ce n'est que dans les cellules pulmonaires, que se fait l'oxigénation du sang.

M.ʳ Provençal, après avoir répété les expériences de M.ʳ Dupuytren, en a tiré les conséquences suivantes.

Les phénomènes chimiques de la respiration ne sont pas détruits après la section de la huitième paire de nerfs, ils sont seulement affoiblis par l'effet de l'altération que cette section produit sur les poumons. Les animaux auxquels on a pratiqué cette opération, usent une plus petite quantité d'oxigène, et produisent moins d'acide carbonique que quand ils se portent bien ; et à mesure qu'ils s'éloignent davantage du moment où la section a été faite, le poumon absorbe toujours moins d'oxigène , et il arrive un moment où tous les phénomènes chimiques sont suspendus, détruits, et l'animal meurt (1).

Les trois auteurs que je viens de citer, se réunissent donc pour conclure de leurs expériences, que les animaux soumis à la section des nerfs de la huitième paire, meurent as-

___

(1) Journal de médecine par Sédillot, tome 37. — Bibl. médicale, vol. 29 , pag. 145.

phyxiés par trop d'acide carbonique contenu dans leur sang. D'après la ressemblance de ce fluide chez les asphyxiés et chez les individus morts d'angine de poitrine, ne semble-t-il pas qu'on soit en droit de dire, en dernier résultat, que les uns et les autres périssent par suite d'une affection nerveuse du poumon ?

Heberden rapporte qu'il trouva dans le cadavre d'un de ses malades, le cœur aussi vide de sang que s'il eût été lavé, et que le sang n'étoit nulle part coagulé, pas même après avoir été exposé pendant deux heures à l'air; il avoit la consistance d'une crême légère, sans aucune séparation de ses principes constituans (1).

Le même auteur dit, que le corps d'un autre de ses malades répandit, immédiatement après sa mort, une odeur si fétide, qu'on jugea qu'un abcès s'étoit ouvert dans l'intérieur du cadavre (2).

Rougnon a observé qu'à l'ouverture de M.ʳ Charles, le ventricule droit regorgeoit de sang à peine coagulé; que le tronc de la veine cave, qui avoit environ deux pouces de diamètre

____

(1) Medic. Trans., vol. 3, pag. 1.
(2) Medic. Trans., vol. 2, pag. 59.

près du cœur, étoit également rempli de sang fluide, ainsi que son oreillette, qui étoit fort dilatée ; que les veines coronaires étoient prodigieusement gonflées et variqueuses ; tandis que le ventricule gauche, son oreillette, la veine pulmonaire et l'aorte avoient leur diamètre ordinaire, et qu'ils étoient tout-à-fait vides. Il ajoute à cela, que son malade avoit une haleine très-fétide, ce qui ne pouvoit pas venir de ses dents qu'il tenoit très-propres. La carbonisation habituelle du sang dans le poumon pourroit-elle produire un pareil effet ?

J'ai reconnu la même fétidité de l'haleine chez deux de mes malades.

Le D.ʳ Wall a observé que les poumons étoient distendus par un sang très-noir (1).

Percival s'exprime sur ce sujet en ces termes : « Les poumons présentoient leurs vaisseaux sanguins d'une manière aussi distincte et apparente, que s'ils eussent été injectés avec du bleu de Prusse (2). »

Parry a vu toutes les cavités du cœur de M.ʳ S. (plus particulièrement le ventricule gauche) remplies d'un sang fluide, et chez

---

(1) Medic. Trans., vol. 3.
(2) Medic. observ. and Inquir., vol. 5, pag. 253.

Mr M., le sang partout fluide, et les muscles très-colorés (1).

Johnstone a trouvé le cœur à demi-putréfié (ce sont ses expressions), et dans un état de décomposition tel, qu'on pouvoit sans beaucoup d'efforts y passer les doigts au travers (2).

Plusieurs auteurs ont annoncé qu'on avoit rencontré, dans cette maladie, la substance du cœur beaucoup moins colorée que dans l'état naturel, ressemblant à de la chair lavée.

J'ai assisté à l'ouverture du cadavre d'un homme mort des suites d'une angine de poitrine simple, et je fus surpris de la couleur de son sang, qui ressembloit presque à de l'encre.

Je résumerai mon opinion sur la cause de l'angine de poitrine en ces termes :

1.° La cause essentielle de cette maladie dépend d'une affection des nerfs pulmonaires, qui dérange l'exercice des fonctions des poumons; qui nuit à l'oxigénation du sang, et qui cause durant les attaques, la douleur sternale.

2.° L'angine de poitrine ne se rencontre

(1) Ouvrage cité, p. 23 et 31.

(2) Mémoires de la Société de médecine de Londres, vol. 1, pag. 376.

guère que chez des sujets dont les poumons sont affoiblis par l'âge, ou qui ont une constitution plus particulièrement propre au développement de cette maladie.

3.° La disposition morbide des nerfs pulmonaires ne peut que se communiquer avec le temps au plexus cardiaque, et affecter le cœur et ses vaisseaux secondairement.

4.° L'oxigénation incomplète du sang, diminuant le *stimulus* des poumons et du cœur, donne lieu au renouvellement des attaques, jusqu'à ce que ce *stimulus* venant à s'éteindre, fasse périr ces organes, et aussitôt après, le cerveau.

§ 6. *Pronostic de l'Angine de poitrine.*

Si l'ossification des artères coronaires étoit la cause et non l'effet de l'angine de poitrine, le pronostic en seroit sans contredit des plus fâcheux ; car quel est le médecin qui oseroit espérer assez de l'énergie des remèdes, pour détruire le mal qui pourroit déjà exister, et en arrêter les progrès ? Si l'on adopte mon opinion sur la cause de l'angine de poitrine, on concevra, au contraire, qu'il peut y avoir quelque espoir de guérison, pourvu qu'on soit appelé de bonne heure, car la maladie devient d'autant plus incurable qu'elle s'invétère, à cause des affections diverses auxquelles elle donne naissance. Pour forcer les malades à être exacts dans l'emploi de leurs remèdes, et à se ménager à tous égards, il seroit souvent bien avantageux qu'on pût leur faire connoître la gravité de leur maladie ; mais peu de malades, parmi ceux qui sont atteints de l'angine de poitrine, sont des *Diderots*; rarement en trouve-t-on d'assez philosophes, pour se féliciter d'être exposés au genre de mort qui les menace (1).

---

(1) En 1782, *Diderot*, conversant avec feu, M.^r le Doct.^r *D. De la Roche*, lui racontoit les symptômes d'une affection pénible qui le tourmentoit depuis plusieurs années. Celui-ci frémit en reconnoissant dans sa description tous les caractères de l'angine de poitrine. Quel traitement suivez-vous, lui dit-il, pour cette maladie ? Aucun, répondit le philosophe. Cependant vous feriez mieux de vous en occuper, elle pourroit avoir des suites fâcheuses. Et quelles suites ? Quel peut être mon pis-aller ? Une mort subite. *Diderot*, charmé de ce pronostic, déclara qu'il ne vouloit user d'aucun remède. Assez long-temps après, une attaque violente qui le saisit au milieu de la nuit, effraie ses alentours et peut-être lui-même ; on chercha du secours, mais sa maladie fut méconnue ; il fut saigné et

Les individus les plus âgés, ceux qui sont
nés avec une constitution foible et délicate,
ceux dont le principe de vie est épuisé par
l'intempérance et la débauche, ceux qui ont
un principe évident d'acrimonie, sont ceux-là
qui sont plus particulièrement exposés à mourir des suites de l'angine de poitrine.

§ 7. *Traitement de l'angine de poitrine.*

Avant que de parler des remèdes que nous
avons employés dans l'angine de poitrine,
nous passerons en revue ceux qui ont été con-
seillés ou administrés par divers médecins, soit
dans la vue de guérir cette maladie, soit avec
l'intention seulement d'en pallier les symptômes.

« J'ai peu ou rien à proposer pour le traitement de cette maladie, dit Heberden ; le

---

médicamenté de manière à être jeté dans une hydropisie, à laquelle il fut long-temps menacé de succomber. Des soins mieux adaptés à son état le tirèrent de
ce danger ; mais à peine commençoit-il à jouir de son
rétablissement, qu'une mort subite le mit au tombeau.
Bibliothèque Germanique Medico-Chirurgicale par
MM. Brewer et De la Roche, Médecins, tome 2,
pag. 227.   [Note ajoutée.]

repos, la chaleur et les liqueurs spiritueuses
aident à rétablir les malades qui sont presque
épuisés, et à dissiper les effets d'une attaque
lorsqu'elle se soutient trop long-temps. Le vin
et les cordiaux, pris le soir en allant au lit,
peuvent prévenir ou affoiblir les paroxysmes
nocturnes, mais rien n'agit plus efficacement
que les préparations d'opium ; dix, quinze à
vingt gouttes de teinture thébaïque en entrant
au lit, font que les malades peuvent y rester
jusqu'au matin, tandis qu'ils auroient été obligés de se lever et de se tenir debout pendant
deux à trois heures chaque nuit, et cela durant
plusieurs mois. On peut continuer, augmenter
même cette dose de laudanum impunément
aussi long-temps que le cas l'exige, et le soulagement procuré par l'opium peut être ajouté
aux argumens en faveur de la nature spasmodique de cette maladie (1). »

« J'ai connu un malade, dit ailleurs le même
auteur, qui s'imposa l'obligation de scier du
bois pendant une demi-heure tous les jours,
et qui en fut presque guéri. Chez un autre
individu, la maladie cessa d'elle-même. La

____

(1) Commentaries on the history and cure of diseases,
pag. 362.

saignée, les vomitifs et les purgatifs ne me paroissent pas convenir. »

« Le temps et l'attention découvriront vraisemblablement des moyens plus efficaces contre une affection si dangereuse et si pénible; mais on ne doit pas attendre qu'on puisse établir sûrement les bases de son traitement, quand on réfléchit que cette maladie est jusqu'à présent si peu connue, qu'elle n'a encore ni place, ni nom, dans le grand cadre des maux qui sont le partage de l'humanité (1). »

« Elsner, d'après la persuasion que la goutte erratique est la cause de l'angine de poitrine, assure que son traitement ne doit pas différer de celui de la goutte, et qu'en conséquence, les efforts des médecins doivent tendre à la fixer, en employant la gomme gayac et autres résines amères, l'extrait de gentiane avec la rhubarbe, le savon, l'antimoine et les substances toniques amères, telles que l'arnique, la camomille, le quina, le bois de quassia, le poivre noir, et, parmi les martiaux, la liqueur surtout, *minérale-martiale*. On peut ajouter, dit-il, à ces médicamens, lorsque l'état spasmodique l'exige, le musc, l'huile de pétrole, le castoreum,

____

(1) Medical transact., vol. 2, pag. 59.

l'extrait de jusquiame, de ciguë, et l'opium, mais seulement dans le cas où les symptômes sont extérieurs, encore faut-il en user avec précaution. On doit aussi recommander les bains chauds, les frictions, les sinapismes, les ventouses, les vésicatoires et les cautères, en les entretenant pendant long-temps. Quant à l'électricité, il ne faut en user qu'avec réserve (1). »

« Butter conseille les remèdes laxatifs, cordiaux et aromatiques; l'usage des eaux minérales, des bains froids, le changement d'air, et un exercice modéré. Il affirme que les végétaux acides, le thé vert, la saignée, les purgatifs drastiques et les réfrigérans sont nuisibles (2). »

Le Dr Parry a donné les conseils généraux suivans, dans le but de prévenir l'angine de poitrine. « Comme il paroît que l'ossification des artères dépend d'une augmentation dans *l'impetus* du sang, surtout quand il est disposé à l'inflammation, on doit supposer que la tempérance dans le manger et le boire, l'abstinence des exercices de corps violens, et une

(1) Ouvrage cité, pag. 83.
(2) Ouvrage cité, pag. 27 et 28.

attention soutenue à faire usage de tous les
moyens bien connus d'obvier à la diathèse inflammatoire, doivent avoir un effet très-marqué
pour prévenir la lésion organique des artères
coronaires qui constitue la syncope angineuse (1). »

Passant ensuite à la disposition constitution-
nelle des personnes atteintes de l'angine de
poitrine, il dit : « Les causes principales qui font
naître les paroxysmes dépendent, d'une part,
d'une plénitude générale du système, et ensuite, de tout ce qui peut produire une accumulation de sang subite et locale dans les
cavités du cœur et les gros vaisseaux qui en
partent : on réprimera l'embonpoint par un
régime aussi peu nourrissant et stimulant que
la digestion le comporte, par la privation de
liqueurs fortes et spiritueuses, par l'emploi de
quelques moyens médicaux, tels que des évacuations de sang faites à propos, de légers purgatifs et l'établissement de cautères. On pré-
viendra l'accumulation du sang dans les cavités
du cœur et de ses gros vaisseaux, en évitant de
monter une colline ou un escalier, de marcher
contre le vent, ou d'un pas accéléré, de se

---

(1) Ouvrage cité, pag. 148, et pag. 150 et suiv.

promener sur un terrain plat trop long-temps, de parler à voix forte, de rire aux éclats, et enfin tout effort quelconque. Il ne peut qu'être très-nuisible aussi d'endurer le froid, d'exercer une pression sur les grosses artères, par la distension de l'estomac et des intestins, ou par des ligatures autour du corps; de se laisser aller à la colère ou à toute autre passion, de s'exposer à la chaleur, même à celle du feu; de faire un usage immodéré des cordiaux, soit comme remèdes, ou comme un article de diète. Parry propose ensuite d'entretenir les fonctions des organes, d'obvier à la formation des vents, par les eaux minérales froides et martiales, ou d'autres préparations de fer; à la constipation, par l'usage modéré de l'aloès, pris le soir en allant au lit, ou par tout autre laxatif, tel que l'huile de Ricin, quelque solution saline, les fleurs de soufre lavées, etc. On diminuera l'intensité des attaques par l'éther, l'ammoniaque, le camphre, l'eau de menthe poivrée, l'opium; on s'opposera enfin au retour des paroxysmes lorsqu'on présume que la goutte y intervient comme cause, par des rubéfians appliqués aux extrémités inférieures. »

« Dans les paroxysmes qui dépendent d'un danger imminent, on fera une saignée malgré

la foiblesse du pouls et le froid général qu'é-
prouvent les malades ; durant cette opération,
le pouls se développera et deviendra plus fort,
mais on ne fera qu'une petite ouverture à la
veine , et on tâtera constamment l'artère radiale pour arrêter à propos l'écoulement du
sang. »

. Quant à l'administration d'un vomitif durant
l'attaque , Parry dit « que le D.ʳ Percival ayant
été jusqu'à présent le seul praticien qui l'ait
donné, il n'oseroit pas le conseiller, à moins
peut-être , que l'attaque n'eût été occasionnée
par un état de dyspepsie. L'effet des purgatifs,
également recommandés par le D.ʳ Percival,
me paroît moins incertain , surtout lorsqu'on
a raison de soupçonner une accumulation de
matières dans les intestins ; ceux que je pré-
férerois dans ce cas-là , seroient le séné , la
scammonée, le jalap ou quelque sel neutre, en
provoquant leur action par un lavement actif. »

« Dans les cas de foiblesse mortelle et de
sensation de froid , on n'aura recours aux cordiaux que pour dissiper des flatuosités de l'estomac , ou après que d'autres moyens plus
naturellement indiqués , n'auroient eu aucun
effet. »

« Les rubéfians , les frictions et les autres

moyens de rappeler la chaleur aux extrémités inférieures, ne conviennent qu'autant que leur action ne s'étend pas au-delà de la partie sur laquelle on les applique. »

Percival rapporte qu'un malade fut soulagé par la saignée et les vomitifs, après que les anodins et les antispasmodiques avoient été sans succès.

Fothergill, considérant l'obésité comme une des causes prédisposantes de l'angine de poitrine, insiste fortement sur la nécessité d'en prévenir l'augmentation par une diète végétale, et par l'emploi des moyens propres à augmenter la sécrétion des humeurs. Ce médecin dit avoir guéri un homme de trente ans, par un régime frugal, en lui tenant le ventre libre, en lui faisant prendre un exercice modéré à cheval, et en lui administrant des pilules composées de savon avec des gommes et du cinabre natif; par dessus, un léger amer-chalybé, et les eaux de Bath, où il alla plusieurs années de suite (1).

Johnstone a consigné dans les mémoires de la Société de Médecine de Londres, l'histoire de la maladie de J. Simkins, qui fut guéri par des pilules composées d'assa fœtida, de camphre

____

(1) Medical observ. and Inquir., vol. 5, pag. 241.

et d'extrait de ciguë, auxquelles on ajouta ensuite la digitale, à cause de l'enflure survenue
aux extrémités inférieures.

Le Dr W. Lee Perkins a employé avec succès
le sulfate de zinc, à la dose d'un grain matin et
soir, avec un quart de grain d'opium et quelques aromates, en augmentant la dose en pro-
portion que l'estomac paroissoit s'y habituer (1).

Le professeur Odier recommande un régime
anti-phlogistique aussi sévère que le tempérament du malade permet de le supporter (2).

Dans la vue de détruire les ossifications déjà
commencées dans les artères coronaires et les
cartilages des côtes, ou de prévenir celles qui
pourroient se former, le Prof. Baumes a con-
seillé l'acide phosphorique en limonade, à la
dose d'un gros ou deux, ou même, à celle d'une
once dans six onces d'eau de tilleul et deux
onces de sirop d'althéa, dont on donne une
cuillerée quatre fois par jour. Cet auteur croit
devoir attribuer la guérison de deux sternalgies
à l'usage de ce remède, et ce qui l'a confirmé
d'autant plus dans sa manière de juger l'heu-

____

(1) Mémoires de la Société de Médecine de Londres,
vol. 3, pag. 580.

(2) Bibl. Brit., tome 23, pag. 50.

reux effet de ce remède, a été la perte de trois malades atteints de cette maladie, auxquels il avoit administré inutilement les antimoniaux, le musc, et établi des cautères, etc. Il rapporte avoir aussi guéri par l'usage du musc, en dose augmentée par degrés, un architecte de Montpellier, atteint depuis une année de sternalgie, à qui il avoit donné infructueusement le vin antimonié d'Huxham, et auquel il avoit mis, de plus, les cautères en sautoir, recommandés par les auteurs anglais (1).

Smith nous apprend qu'il a employé avec succès une mixture composée d'eau de chaux, avec un peu d'eau spiritueuse de genièvre, et une suffisante quantité de vin antimonié d'Huxham. Comme les attaques reparurent par la négligence et l'incurie du malade, on lui ouvrit un grand cautère à la cuisse, ce qui contribua à consolider sa guérison.

Dans la gazette médico-chirurgicale de Saltzbourg, le D.ʳ Schœffer cite la guérison d'un musicien âgé de soixante-quatorze ans, effectuée par de petites doses d'opium, de tartre émétique, de musc et de camphre (2).

____

(1) Annales de la Société de Médecine pratique de Montpellier, tome 12.

(2) Bibl. med., v. 2, an. 1808, et février 1810, p. 276.

Bergius recommande la teinture de gomme de gayac, qui lui a fort bien réussi chez deux malades (1).

Godwin a décrit deux cas d'angine de poitrine où les malades, après l'usage infructueux des antispasmodiques et des vésicatoires, ont été guéris par une application irritante (2) faite sur la région du sternum, et renouvelée plusieurs fois par jour. Cette friction produit ordinairement une forte éruption à la peau, et dès qu'elle paroît, le mal diminue, et le malade est soulagé (3).

On a recommandé encore l'électricité contre l'angine de poitrine.

« J'ai employé, dit Wichmann, dans un grand nombre de cas, les remèdes les plus puissans que l'on nomme nervins, antispasmodiques, et je n'en ai rien obtenu ; tandis que j'ai délivré le seul malade que j'ai eu jusqu'à

____

(1) Sammlung auserlesener abhandlungen zum Gebrauche practischer Aerzte, vol. 10, pag. 708.

(2) En voici la formule :

 Tartar. emet. drach. j

 Spir. vin. camp. unc. sem.

 Aq. fervent. lib. j. misc.

(3) Annales de littérature médic. étrang. par Kluiskens, 12.°, 4., pag. 286.

présent le rare bonheur de rétablir complètement, sans qu'il se montrât aucune crise, ni
goutte, ni autre maladie, par l'usage continuel,
pendant six mois, de la teinture antimoniale
de *Theden*, et par deux cautères établis aux
cuisses. Je maintiens encore aujourd'hui deux
malades semblables, avec de pareils moyens
qu'on ne considère certainement point comme
nervins, antispasmodiques ou calmans, mais
qui paroissent agir de toute autre manière,
quoique les chimistes n'aient encore découvert
que très-peu d'antimoine dans cette teinture (1). »

Les poudres de *James*, en petite dose, et
combinées avec un peu de castor et d'assa
fœtida, ont fort bien réussi chez un malade que
voyoit le Dr Smith (2).

J'ai été aussi heureux que Wichmann en
employant la poudre de valériane, à la dose
d'une demi-once par jour; le malade a ressenti
très-promptement les bons effets de ce remède,
et depuis seize mois il vit à l'abri de toute
attaque. Un autre malade, que je vois depuis
une année, s'est trouvé si bien de l'usage de

---

(1) Ouvrage cité, pag. 234.
(2) Medical comment., vol. 5, pag. 99.

ce remède, qu'il s'est cru guéri ; quelques imprudences ont fait renaître de légères attaques, qui sont encore maîtrisées par un mélange de quina et de valériane.

Un homme de lettres de mes parens, atteint d'une angine de poitrine compliquée de palpitations, a pris avec succès une forte décoction de valériane et de douce-amère (cette dernière plante a été portée à la dose de deux onces par jour) avec les poudres de *Dover* unies à la gomme-gayac ; lorsqu'on cessa la décoction, on y substitua des pilules composées de kermès minéral, d'alcali volatil concret, de gomme-gayac et d'extrait de douce-amère, dont on en donnoit douze chaque jour ; à cette dose, elles procuroient trois ou quatre selles journalièrement. Les pilules ont garanti le malade du retour des attaques, et depuis un an, il est en état d'exercer les pénibles fonctions de son état.

Je crois avoir assez rapporté des diverses méthodes de traitement, proposées contre l'angine de poitrine, pour montrer combien plusieurs d'elles diffèrent des autres, ce qu'on ne peut attribuer sans doute qu'à la difficulté de baser solidement le traitement d'une maladie dont on ne connoît encore, d'une manière bien exacte, ni la cause, ni les effets.

Si la théorie que j'ai établie sur l'étiologie de l'angine de poitrine est fondée, et si les conséquences que j'en ai déduites sont justes, la thérapeutique de cette maladie en deviendra moins incertaine.

Les symptômes de l'angine de poitrine une fois bien reconnus et constatés, le premier devoir du médecin sera de rechercher ce qui a pu occasionner les premières attaques, pour empêcher, par les moyens les plus convenables, qu'elles ne récidivent; car la gravité et le danger de la maladie, dépendent de la fréquence des paroxysmes. On conseillera aux malades de vivre, s'il est possible, à la campagne, pour les soustraire aux soucis des affaires; d'occuper de préférence un appartement au rez-de-chaussée (pourvu qu'il ne soit pas humide), pour répéter de petites promenades sans qu'il soit nécessaire de monter un escalier; d'avoir quelque livre intéressant pour tenir compagnie (1); de se procurer, si leurs facultés le leur permettent, un petit équipage pour pousser plus

____

(1) Un de mes malades a remarqué que la lecture d'un ouvrage qui captivoit son attention, lui permettoit de marcher beaucoup plus long-temps sans éprouver de malaise, que lorsqu'il étoit livré à ses propres réflexions.

loin leurs promenades, sorte d'exercice passif auquel on peut se livrer sans crainte dans le début de la maladie. Le régime devroit consister en une nourriture fort simple, mais autant animale que végétale, afin de ne pas trop affoiblir les forces; dans ce but, on permettra aux malades un peu de vin aux repas, qui seront au nombre de trois par jour, pour ne pas surcharger l'estomac; le souper sera même très-léger, et on se couchera deux heures après l'avoir pris. Si le sommeil est agité et inquiet, on prendra, en entrant au lit, trois ou quatre grains de poudre de *Dover;* ce remède réussit mieux que l'opium seul : les malades, en se levant, prendront un lavement pour entretenir la liberté et la régularité des garde-robes; ils renonceront à tout commerce avec le sexe, car de telles jouissances ne peuvent qu'être très-nuisibles dans cette maladie : ils éviteront l'humidité, et se tiendront vêtus chaudement; ils feront usage de racine de valériane en poudre, à la dose d'un gros, trois ou quatre fois par jour, qu'on alternera de temps en temps avec le quina ou tout autre remède du même genre, en même temps qu'on prendra des bains froids par immersion. Il faudra ensuite s'informer avec soin, si le malade n'a pas été sujet à quelque acreté cutanée,

au rhumatisme, à la goutte, etc.; dans ce cas,
on ouvriroit un large cautère, même aux deux
cuisses, et on tâcheroit, par des moyens convenables, de rappeler ces humeurs à la peau ou
aux extrémités; on pourra ajouter à l'usage des
antispasmodiques celui des antimoniaux, en
donnant la préférence à la teinture antimoniale
de *Theden*, qui a si bien réussi au D.ʳ Wichmann. Les eaux minérales froides, généralement recommandées par les auteurs, ne sont
pas non plus à négliger.

Si la maladie, ainsi traitée dans son début,
est maîtrisée, on en consolidera la cure en faisant usage pendant long-temps des mêmes remèdes et des mêmes précautions, car le plus
léger écart pourroit faire renaître les paroxysmes, et comme les impressions morales influent puissamment sur leur retour, on recommandera aux malades de chercher à les éviter,
et à leurs alentours, de ne rien leur apprendre
qui puisse leur causer de l'inquiétude ou du
chagrin.

Si, au contraire, les attaques continuent, si
le moindre exercice les provoque, si elles deviennent à la fois, plus fortes et plus longues,
si le malade en souffre pendant la nuit, le médecin doit alors redoubler d'attention, de soins

et de perspicacité, car il est à craindre qu'il ne
se forme quelque lésion organique du cœur et
de ses vaisseaux, des poumons et même du
cerveau, complication qui donneroit à la maladie un caractère tout-à-fait incurable. A cette
époque de la maladie, il faut substituer d'autres
antispasmodiques à ceux dont on s'est déjà servi,
et les combiner avec des amers ; on en viendra
donc aux fleurs de zinc, à l'assa fœtida, au castoreum, au camphre, au musc, au cuivre ammoniacal, au nitrate d'argent, etc., en asso-
ciant, si le besoin l'exige, à ces remèdes déjà
fort actifs, le tartrite antimonié de potasse, le
phosphate de chaux antimonié (les poudres de
James), et l'arséniate de soude ou de potasse.
On enjoindra aux malades le plus grand repos,
et habituellement l'usage de l'opium, justement
recommandé par Heberden, pour prévenir les
paroxysmes et en diminuer l'intensité. S'il y a
de la turgescence dans le pouls, on ne redoutera
pas de faire appliquer un petit nombre de sangsues à l'anus, car la circulation se fait toujours
mal sous l'influence d'une affection spasmodique
aussi grave que rebelle. On combattra un épanchement séreux qui pourroit se faire dans les
cavités de la poitrine, par les hydragogues et la
digitale pourprée. Contre l'ossification des ar-

tères coronaires ou des valvules du cœur, on pourroit essayer la limonade proposée par M. Baumes. Je conseille ordinairement l'acide phosphorique à la dose d'un gros et demi par jour dans quatre verres d'eau sucrée; et dans une suite d'expériences entreprises sur l'emploi de ce remède, je l'ai vu prendre à la dose de cinq gros et demi, toutes les vingt-quatre heures, pendant quinze jours de suite, sans qu'il en résultât aucune altération dans l'exercice des fonctions de l'individu qui étoit le sujet de ces expériences. Enfin, pour obvier aux effets fâcheux du défaut d'oxigénation du sang, je ne craindrai point de proposer contre l'angine essentielle non compliquée de phthisie pulmonaire, l'inspiration d'un air atmosphérique chargé d'une plus grande quantité d'oxigène qu'il n'y en a dans la constitution de ce fluide élastique. L'appareil dont je me sers pour cela, consiste simplement dans une grande vessie préparée, qu'on ajuste à un tube en cuivre large et court, qui se termine par une embouchure pour s'adapter autour des lèvres, et dont le robinet de communication avec la vessie, est percé d'une large ouverture, pour ne pas gêner la respiration. On peut inspirer plusieurs fois de suite cet air artificiel, avant que de l'amener au degré de pureté de l'air atmosphérique. Chaque fois qu'il m'est arrivé de respirer du gaz oxigène pur, expérience que j'ai plusieurs fois répétée, j'ai trouvé que mon pouls en étoit accéléré de dix à douze pulsations par minute, que j'en devenois plus gai, et que le sang tiré d'une de mes veines se rapprochoit de la couleur du sang artériel.

Si, malgré l'effet et la continuation des divers remèdes que nous venons d'indiquer, la maladie arrive à sa troisième et dernière période, on peut s'attendre à voir périr les malades subitement, ou par les suites de quelque lésion organique secondaire. C'est à ce terme, que le génie médical doit mettre à contribution tous les moyens qui n'auront pas été encore tentés (1), sinon pour guérir, du moins pour pallier les symptômes de la maladie (2).

---

(1) Les vésicatoires, les linimens les plus actifs, le moxa, le séton ; et à l'intérieur, les préparations ammoniacales, le phosphore, l'opium, etc.

(2) Je me jetterois dans un dédale, si j'entrois dans le traitement de l'angine de poitrine compliquée : c'est au médecin à juger de la complication de chaque cas particulier, et du genre de remèdes que cette diversité d'accidens rend nécessaires.

CHAPITRE III.

DE L'ANGINE DE POITRINE ESSENTIELLE ET SIMPLE ; DES AFFECTIONS QU'ELLE PRODUIT, DE CELLES QUI PEUVENT LA COMPLIQUER, ET DES MALADIES QUI S'EN APPROCHENT.

POUR mieux faire connoître les affections diverses dont l'angine de poitrine peut se compliquer, je donnerai d'abord l'histoire de quelques cas, où l'on voit les malades guérir, ou périr, sans qu'il se soit manifesté aucun symptôme étranger à la maladie.

§ I.er

Cas d'angine de poitrine essentielle et simple.

PREMIÈRE OBSERVATION.

M. B..., très-maigre et d'une taille moyenne, issu d'un père sujet à la goutte, ainsi que son frère, avoit joui, sans être vigoureux, d'une bonne santé jusqu'à l'âge de soixante ans, qu'il ressentit la première attaque de cette maladie. Une fièvre d'accès l'avoit rendu sujet, depuis plusieurs années, à des défaillances ou foiblesses instantanées, lorsqu'il usoit de certains alimens ; ainsi il étoit sûr d'en avoir après avoir mangé de la perche, une soupe farineuse, ou tel autre aliment fort bon, sous tous les rapports ; mais cette singulière disposition, avoit cessé depuis quelque temps, lorsque les premiers symptômes de l'angine de poitrine se manifestèrent.

La première attaque parut après une promenade longue et un peu fatigante ; elle dura environ vingt minutes, et on en vit succéder d'autres, à des intervalles plus ou moins éloignés. Toutes les fois que le paroxysme arrivoit, le malade ressentoit une douleur angoissante en travers de la poitrine, un peu à gauche, qui s'étendoit au bras du même côté, lequel en étoit serré péniblement, depuis le milieu jusqu'au coude.

On combattit la maladie, dans son début, avec des pilules composées de l'extrait de valériane, d'assa fœtida et de fleurs de zinc ; elles éloignèrent les paroxysmes, au point que le malade se seroit cru guéri, s'il n'eût pas connu le nom de sa maladie, car il passa plusieurs mois sans s'en ressentir ; lorsqu'il avoit le pressentiment du retour d'un paroxysme, il le faisoit cesser, en s'arrêtant tout court. Dans la dernière année de sa vie, il pouvoit aller à sa campagne, éloignée d'une lieue de la ville, et en revenir tranquillement, sans éprouver d'attaque.

Il prit, une année au printemps, le lait d'ânesse avec quelque succès, et dans le cours de sa maladie, qui a duré environ quatre ans, il a fait un fréquent usage de poudres composées de valériane et de quina. Quand il n'avoit pas eu d'attaque depuis quelque temps, il abandonnoit ses remèdes, pour y revenir à l'apparition d'un nouvel accident. Son état, à tout prendre, étoit bien supportable, puisque les paroxysmes, rares et courts, n'augmentoient pas en intensité, et que le malade pouvoit continuer ses occupations ordinaires d'agent de change, sans en être incommodé.

Au mois de décembre 1808, après avoir fait une promenade hors de la ville, quelques heures après son dîner, par un temps très-froid, et en marchant contre le vent du nord qui souffloit fortement, il se rendit chez moi, où se trouvoit sa société. A peine fut-il assis près du feu, qu'il renversa sa tête sur le dos du fauteuil, et qu'il expira. J'accourus pour lui donner des secours, qui furent inutiles; son visage n'étoit pas du tout changé, son corps n'étoit pas couvert de sueur ; on auroit dit que le défunt reposoit tranquillement ; de sorte que le passage de la vie à la mort ne fut annoncé, chez lui, par aucun mouvement violent, ni involontaire.

Pendant le cours de la maladie, le pouls avoit été petit, fréquent et un peu inégal ; point de palpitations ; la respiration libre, même dans le paroxysme ; le sommeil toujours tranquille, l'appétit réglé, les digestions faciles, les selles régulières, et les urines naturelles.

A l'ouverture du cadavre, où, à mon grand regret, il me fut impossible d'assister, on trouva les artères coronaires ossifiées dans tout leur trajet ; le cœur, ses valvules, l'aorte et les poumons n'offrirent rien de particulier ; tous les viscères du bas-ventre parurent en bon état. Ce cas d'angine de poitrine est un des plus simples qu'on puisse présenter, et il n'est guère de maladie mortelle qui présente aussi peu d'accidens.

IIe OBSERVATION.

M. Fab***, musicien, âgé de soixante ans, d'une taille haute, d'un embonpoint médiocre, d'un caractère gai, ayant toujours joui d'une bonne santé, éprouvoit, depuis une année, environ, tous les symptômes de l'angine de poitrine. Il y faisoit peu d'attention, parce que les attaques se dissipoient promptement par le repos. En octobre 1786, il en eut une beaucoup plus forte dont il fut effrayé, ce qui l'engagea à me consulter. D'après la description qu'il me fit de ce qu'il éprouvoit, je reconnus bientôt les caractères de sa maladie. La douleur siégeoit en travers du sternum, et gagnoit promptement le bras gauche, où elle se fixoit fortement au point d'attache du muscle deltoïde à l'humérus. Les attaques ordinaires n'excédoient pas dix à douze minutes; pendant leur durée, le malade ressentoit de la gêne dans la respiration, sans se plaindre ni d'oppression ni de palpitations; lorsque l'accès étoit terminé, il n'avoit aucun sentiment de malaise; l'appétit continuoit à être bon, et toutes les fonctions se faisoient bien.

Je lui fis mettre des sangsues à l'anus, parce que le pouls étoit plein et fort; je lui ordonnai des lavemens pour obvier à la constipation, à laquelle il étoit sujet; je le mis à l'usage des pilules d'assa fœtida et de succin; je lui imposai un régime frugal, et surtout, je lui recommandai de ne pas se fatiguer trop en marchant. Environ un mois après il me fit demander, mais je ne pus arriver qu'à la fin du paroxysme. Le pouls me parut plus concentré qu'à l'ordinaire, sans intermittence, ni irrégularité ; la gêne qu'éprouvoit le malade à respirer, n'étoit pas telle, qu'elle ne cédât aisément à sa volonté ; il sentoit le besoin de soupirer, ce qu'il exécuta plusieurs fois.

Je substituai aux pilules qu'il prenoit alors, le musc et le camphre, ce qui n'empêcha pas qu'une seconde attaque reparût quinze jours après; elle fut longue, très-angoissante, et n'offrit rien d'ailleurs, de nouveau.

Je tombai malade à cette époque ; on fit appeler un de mes confrères, qui, malgré l'usage continué de divers antispasmodiques, eut, peu de temps après, le chagrin de voir périr le malade subitement, et le regret, de ne pouvoir obtenir l'ouverture du cadavre.

Il est digne de remarque, que dans les deux cas que nous venons de rapporter, les individus ont péri sans avoir éprouvé d'attaques nocturnes.

Le même confrère dont je viens de parler, me raconta qu'il avoit soigné tout récemment un vieux libertin à cou court, et à gros embonpoint, pour une angine de poitrine déjà fort avancée. Comme la maladie devenoit chaque jour plus formidable, il demanda en consultation un autre médecin ; leur conférence terminée, ils rentrèrent dans la chambre du malade, qu'ils trouvèrent mort dans son fauteuil.

L'observation insérée, par le D.ʳ Lallement, dans le journal de médecine de Paris, avril 1788, offre ceci de curieux, que la maladie, qui se manifesta chez un homme de soixante ans, ne dura en tout qu'un mois, et se termina par une attaque en présence du médecin, qui rapporte le fait en ces termes : « Le pouls et la respiration cessant tout-à-coup leur mouvement, le malade mourut en parlant et en parfaite connoissance, sans qu'on pût lui donner aucun secours. »

Cette observation du D.ʳ Lallement, quelque concise qu'elle soit, n'en est pas moins fort instructive, puisqu'elle prouve manifestement que, chez cet individu, la mort a commencé par celle des organes qui constituent la vie organique, et que le cerveau n'en a été frappé que quelques instans après ; ce qui est en tout point, conforme à la théorie que j'ai établie sur la cause de cette dangereuse maladie.

III.ᵉ OBSERVATION.

Ce cas fut communiqué au D.ʳ Heberden,
par une lettre anonyme conçue en ces termes (1) :

« Je suis âgé de 52 ans ; ma taille est moyenne,
ma constitution forte, mon cou court ; j'ai du
penchant à être gros ; mon pouls bat 80 fois
par minute, et ses extrêmes sont, en parfaite
santé, de 72 à 90 pulsations. Dès mon enfance,
j'ai eu la plus belle santé, et pendant plus de
vingt ans, je n'ai pris aucun remède. »

« Il y a environ cinq ou six ans que je ressentis pour la première fois les atteintes de cette
maladie dont vous avez parlé ; elle me saisissoit
toujours en marchant, ou après le dîner, ou le
soir ; je ne l'ai pas aperçue une seule fois le
matin, ni assis, ni au lit. Je ne monte jamais à
cheval, et je vais rarement en carrosse ; mais,
dans ce dernier cas, les attaques n'ont jamais
paru. »

« Le premier symptôme de ce mal est une
douleur au bras gauche, un peu au-dessus du
coude, qui peut-être en moins d'une demi-

______

(1) Medic. trans., vol. 3, pag. 1.

minute, s'étend en travers de ma poitrine du côté gauche, et produit un commencement de défaillance, ou un peu de gêne dans ma respiration, du moins, je l'imagine ainsi, mais la douleur me force à m'asseoir. D'abord, comme vous l'observez, elle disparoissoit à l'instant, mais dernièrement, ce n'est plus qu'insensiblement. Si, par impatience, je marche avant qu'elle se soit entièrement dissipée, elle renaît. Il m'est fréquemment arrivé, étant en compagnie, de supporter la douleur sans m'en embarrasser; alors elle duroit cinq à dix minutes, et cessoit presque subitement. Elle reparoissoit à des intervalles irréguliers, d'une semaine, de quinze jours, d'un mois, en général plus fréquemment en hiver qu'en été. Comme lorsque la douleur me quittoit, je me trouvois fort bien, que je ne crachois ni sang, ni matière purulente, et que je n'avois aucun soupçon de la formation d'un abcès, je ne me suis pas jusqu'ici inquiété de sa cause, l'attribuant à un embarras dans la circulation, ou à une espèce de rhumatisme. »

« Je vais maintenant vous faire connoître les sensations qui me font présager une mort subite. J'ai fréquemment éprouvé, étant assis, debout, ou même dans mon lit, une sensation que je ne puis mieux exprimer qu'en la nommant *une pause universelle et interne des opérations de la nature,* qui duroit trois à quatre secondes, et qui étoit suivie d'un choc au cœur, qui annonçoit le retour de ses fonctions; ce choc ressembloit à celui que feroit sentir un petit poids attaché par un cordon à quelque partie du corps, et qui tomberoit de la hauteur d'une table, à la distance de quelques pouces du plancher. Il y a des temps où cette sensation se fait apercevoir deux à trois fois dans une demi-heure; dans d'autres, je ne la sens qu'une fois par semaine; quelquefois je reste long-temps sans m'en ressentir; il semble que depuis une année, j'y sois beaucoup moins sujet qu'auparavant. »

« Comme vous avez annoncé que plusieurs personnes étoient mortes subitement des suites de l'angine de poitrine, je présume qu'elles avoient éprouvé le symptôme que je viens de décrire, pensant, qu'il est plus probable de le regarder comme cause de mort subite, qu'aucun de ceux auxquels vous l'avez attribuée. Mais quelle qu'en soit la cause, s'il plaît à Dieu de me faire mourir subitement, j'ai donné des ordres pour vous faire donner les détails de ma mort, et vous transmettre la permission d'ouvrir mon corps pour en chercher la cause, ce qui pourra peut-être fournir

des lumières sur l'origine de la maladie qui fait
le sujet de cette lettre. »

« Environ trois semaines après la réception
de cette lettre, dit le Dr Heberden, on m'apprit
que ce malade, en faisant une promenade au
sortir de son dîner, se trouva mal ; il s'appuya
contre un piquet, et pria un passant de l'aider
à gagner une maison voisine, où il vomit beaucoup ; on le saigna, et il mourut en moins d'une
demi-heure. »

« Le cadavre fut ouvert par Jean Hunter.
Il trouva tous les viscères en bon état. Il examina avec une attention particulière les viscères
thorachiques, surtout le cœur, ses vaisseaux
et ses valvules, qui furent constatés être dans
leur état naturel, à l'exception de quelques
taches sur l'aorte, dépendantes d'un commencement d'ossification. Les poumons avoient
contracté de foibles adhérences avec la plèvre
du côté gauche. Le ventricule aortique du cœur
étoit singulièrement fort, épais, et aussi complétement vide de sang, que s'il eût été lavé.
On observa que ce liquide n'étoit nulle part coagulé, pas même après avoir été exposé pendant
deux heures à l'air ; il avoit la consistance d'une
crême légère, sans aucune séparation de ses
parties constituantes. »

« Heberden termine cet exposé en disant, que cette suspension apparente des opérations de la nature, est un symptôme dont il ne se rappelle pas qu'aucun malade se soit plaint avant celui - ci, quoiqu'il ait vu au moins cinquante cas d'angine de poitrine, et qu'il est plus vraisemblable d'attribuer la mort subite de ce malade à une aggravation soudaine et instantanée de la maladie, plutôt qu'à cette sensation particulière. »

Quel que soit le désir que j'aie d'être bref dans les observations que je rapporterai dans ce Mémoire, je n'ai pas cru devoir rien retrancher à celle-ci, qui est autant instructive, qu'intéressante. On voit d'abord, ce qui est rare, le début du paroxysme s'annoncer par la douleur au bras, plutôt que par la douleur au sternum, preuve manifeste, de sa nature nerveuse. On voit en outre, ce qui est plus rare encore, cette espèce de pause universelle des opérations de la nature, qui prouve évidemment une diminution remarquable dans le degré de sensibilité et d'irritabilité des organes vitaux, qu'on ne peut attribuer qu'à l'état du sang; et enfin, le retour à la plénitude des fonctions de ces organes, par une modification chimique presque instantanée dans

ce liquide, qui en est le stimulant naturel;
retour, qui s'annonçoit par un choc particulier dans la région du cœur, ou par le renouvellement de ses contractions, momentanément suspendues. La mort elle-même est remarquable, n'étant pas arrivée aussi subitement
qu'à l'ordinaire, et ayant été précédée par une
affection nerveuse de l'estomac.

IV.ᵉ OBSERVATION (1).

Un ecclésiastique sobre et tempérant, atteignit dans le meilleur état de santé possible sa
cinquante-neuvième année, n'ayant éprouvé,
par fois, qu'une légère indisposition, qui con-
sistoit dans une tension du bas-ventre, comme
s'il avoit trop bu ou trop mangé, et qui étoit
accompagnée d'une espèce de roideur, qui ne
lui permettoit pas d'être long-temps assis. Cette
incommodité, qu'il combattit par un régime
diététique seulement, ne l'avoit jamais empêché
de vaquer à ses fonctions, ni même de prendre
de l'embonpoint. A cette époque, parurent
les premiers symptômes d'angine de poitrine,
et voici le rapport que le malade fit de son
état au D.ʳ Kriegelstein, en le consultant.

_____

(1) Journal de Hufeland, vol. 19.

« Il y a près de quinze mois, que je fus ino-
pinément attaqué d'une douleur brûlante à la
poitrine, et dès-lors, j'en suis tourmenté presque journellement; le mal me vient en général
après m'être donné du mouvement ; le plus
léger suffit quelquefois pour cela. Si je marche
vingt pas, la douleur commence; si je monte
un escalier de six à huit degrés, mon mal me
prend; le mouvement que je fais en m'habillant, en me déshabillant, en montant sur le
lit, ou en changeant de position lorsque je
suis couché, suffit pour faire naître de fortes
attaques qui varient en durée, et qui ne peuvent être appaisées que par une grande tranquillité; c'est principalement après m'être mis
au lit que j'en suis incommodé; je trouve alors
quelque soulagement à me tenir sur mon séant.
Je supporte fort bien le mouvement du cheval,
et celui de la voiture. Je prêche sans inconvénient, et je respire librement. Je crois sentir que
l'attaque commence par une chaleur au creux
de l'estomac; il y survient bientôt de la douleur,
qui s'étend promptement par toute la poitrine,
avec sueur; lorsqu'elle me prend en marchant,
le repos seul l'appaise, ce qui m'engage à m'arrêter; quoique la distance de ma maison à l'Eglise
ne soit que d'environ cent pas, je me reprends

trois à quatre fois. Une marche forcée rend la douleur tellement insupportable, que le plus ferme stoïcien ne la soutiendroit pas; je la nommerai une douleur cuisante. Lorsque je souffre ainsi de la poitrine, il s'établit dans la paume de mes mains une sensation désagréable, telle qu'on en éprouve après un travail pénible, ou le maniement soutenu d'un marteau; j'ai de plus, une espèce de tuméfaction dans le larynx; malgré cela je mange, je digère, et je fais bien toutes mes fonctions. Dans le commencement de la maladie, je goûtois les douceurs du sommeil, mais à présent, je dors rarement avant minuit, ou bien, mon repos est inquiet et de courte durée; il est plus tranquille après minuit; dans l'après-dîner, les attaques reviennent plus facilement, elles sont aussi plus fortes. »

» J'ai consulté plusieurs médecins qui ont pensé différemment des causes de ma maladie; mais de tous les remèdes que j'ai pris, l'assa-fœtida, et des poudres antispasmodiques, sont les seuls, qui aient produit quelque effet. »

Le D.ʳ Kriegelstein conseilla des pilules de galbanum et de gayac, auxquelles on ajouta ensuite du soufre doré d'antimoine, une décoction de cascarille, les poudres de *Dover*, des gouttes calmantes (à prendre au moment du paroxysme), composées d'une teinture d'ipécacuanha et d'extrait de jusquiame, un liniment fait avec le tartrite antimonié de potasse et l'opium, pour frotter la partie douloureuse, et un cautère au bras le plus voisin de la douleur.

Par l'effet de ce traitement, les attaques nocturnes diminuèrent en peu de temps, le mouvement et la marche devinrent plus faciles, et dans l'espace de quatre mois, le malade fut complétement rétabli.

V.ᵉ OBSERVATION (1).

Un homme qui avoit mené une vie très-réglée, qui n'avoit jamais eu d'affection goutteuse, en un mot, dont la première maladie est celle dont je fais l'histoire, en fut atteint dans sa trente-deuxième année. Il étoit à cheval, cheminoit lentement, ne s'occupant pas de sa monture, lorsqu'elle s'abattit brusquement, et d'une manière dangereuse. Dans le même instant, cet individu ressentit au cœur une vio-

____

(1) S. Black's, Memoirs of the medical Society of London, vol. 6, pag. 41.

lente douleur, qui cessa au bout d'une minute, et qui ne reparut pas pendant une année entière. A cette époque, un jour qu'il montoit une petite colline, il lui survint subitement une douleur de poitrine si forte, qu'elle l'obligea à s'arrêter pour ne pas étouffer. Pendant quelques années, ces attaques furent assez rares, pour ne lui causer aucune inquiétude ; insensiblement, elles devinrent plus fréquentes et plus fortes ; il s'y joignit une sensation semblable à celle d'un liquide chaud qui couleroit dans le bras. On lui fit ouvrir un exutoire à ce bras, dont il éprouva beaucoup de soulagement pendant cinq ans qu'il le porta ; mais, se croyant guéri, il le laissa fermer, et bientôt après, les attaques reparurent avec plus d'intensité qu'auparavant. On rétablit le cautère, mais il ne rendit plus les mêmes services. Pendant les douze dernières années de la vie du malade, son mal ne fit que s'accroître. Comme aucun remède ne pouvoit le guérir, et qu'il prévoyoit bien que la mort seroit le seul terme de ses souffrances, il ne voulut faire usage que du laudanum, dont il avoit considérablement augmenté la dose, à cause de la violence des accès, qui survenoient pendant la nuit. Depuis le mois de décembre de l'année précédente, les paroxysmes étoient devenus plus forts, plus fréquens et plus longs; enfin, dans le mois de février, comme le malade prenoit une tasse de chocolat, il tomba de sa chaise, et mourut subitement. »

« A l'ouverture du cadavre, je trouvai tout le tissu cellulaire et le médiastin remplis de graisse; les cartilages de quelques-unes des côtes commençoient à s'ossifier; le cœur étoit sain, l'aorte un peu dilatée, les artères coronaires présentoient, par places, plusieurs ossifications; la première branche de la plus grosse des coronaires étoit absolument ossifiée dans toutes ses ramifications, tandis que la seconde, quoique endurcie, offroit cependant encore une cavité.»

Cette observation prouve l'effet des vives émotions sur les nerfs des organes de la poitrine, et combien ces nerfs peuvent en être affoiblis.

VI.ᵉ OBSERVATION (1).

« Le premier cas d'angine de poitrine qui se soit présenté à moi, dit le D.ʳ Fothergill, date de plus de vingt ans, et le malade en avoit trente lorsqu'il ressentit les premiers accidens.

____

(1) Medic. observ. and Inquir., vol. 5, pag. 241.

C'est le sujet le plus jeune que j'aie vu atteint de cette maladie, dont les symptômes sont trop prononcés, pour qu'on puisse en méconnoître la nature. »

« Cet individu étoit d'une taille petite, plutôt que grande, avec le cou court; il étoit fort tempérant, et accoutumé à un exercice régulier et modéré. Sans aucune cause connue, il étoit obligé quelquefois de s'arrêter tout-à-coup quand il montoit, lorsqu'il accéléroit son pas, ou que son cheval alloit au trot précipité. Un mouvement modéré ne l'incommodoit pas. Sentant son mal augmenter, il vint me consulter; mais, en se rendant chez moi, par une rue dont la pente étoit douce sans être longue, il fut obligé de s'arrêter plusieurs fois pour se remettre d'un serrement qu'il éprouvoit dans la poitrine, et qui lui faisoit craindre de mourir, s'il eût continué à marcher. Il sortoit justement de dîner, ce qui avoit augmenté la difficulté de monter, car il avoit remarqué qu'il souffroit moins du mouvement lorsqu'il étoit à jeun. »

« D'après la description qu'il me fit de la marche de sa douleur, située d'abord en travers de la poitrine, et qui gagnoit ensuite les deux bras jusqu'aux coudes, je ne pus m'em-

pêcher de soupçonner que le siége et la cause
de cette douleur étoient dans la huitième paire
de nerfs et ses ramifications nombreuses. Je
pensois que quelque cause irritante mise en jeu
par le mouvement, les affectoit, et que les
parties auxquelles ces nerfs se distribuent,
étoient par-là dans un état de souffrance. »

« Les poumons ne sembloient pas malades;
il n'y avoit eu auparavant ni toux, ni aucun
symptôme inflammatoire, ni affection catarrale,
ni hydropisie de poitrine, ni aucune acrimonie
errante, capable de produire de telles sensations. »

« Je récommandai au malade un régime
frugal, de se tenir le ventre libre, de monter
à cheval modérément, et de ne pas faire à
pied des promenades fatigantes. Je lui conseillai
des pilules de savon avec des gommes et du
cinabre natif, puis, par-dessus, un léger amer-
chalybé qu'il prit pendant quelques mois, après
quoi il alla à Bath plusieurs saisons de suite, et
recouvra sa première santé. »

« Voilà le seul exemple de guérison parfaite
que j'aie vu de cette maladie obscure, et trop
souvent fatale. Quelques individus que j'ai
perdus de vue, ont été soulagés pendant long-
temps, mais le pronostic est tout autre, lors-

que la maladie se manifeste dans un âge avancé. »

Il paroît comme je l'ai dit, que les jeunes gens chez qui se développent les premiers symptômes d'angine de poitrine, ont en eux la force vitale suffisante pour les surmonter, pourvu qu'ils usent de ménagemens. J'ai vu des jeunes gens qui avoient usé immodérément des plaisirs de l'amour, se plaindre d'une douleur au sternum qui naissoit par le mouvement, et qui se dissipoit par le repos. J'ai aussi connu un homme de quarante-six ans fort et vigoureux, sujet à cette sensation, qui mourut subitement dans les bras de sa maîtresse, à la suite d'excès de ce genre.

VII.ᵉ OBSERVATION (1).

Je rapporte cette observation pour faire surtout connoître les moyens mis en usage par le D.ʳ Percival pour soulager son malade, les résultats de l'autopsie cadavérique, et les réflexions d'Heberden sur ce sujet.

« Je fus appelé (dit le D.ʳ Percival), en novembre 1773, chez un particulier âgé d'en-

---

(1) Medic. comment., vol. 3, pag. 180.

viron cinquante ans, qui avoit, depuis plusieurs
années, des attaques d'oppression alarmantes
et fréquentes, dont il ne pouvoit pas rendre
raison. Les accidens étoient compliqués d'une
douleur sous le milieu du sternum, qui s'incli-
noit à gauche, et qui se portoit instantanément
au bras du même côté, à l'attache du muscle
deltoïde à l'humérus. »

« Je ne vis ce malade qu'une fois, aussi ne
me permettrai-je pas d'entrer dans de plus
grands détails sur son compte, me contentant
de dire, que je considérai la maladie comme
un cas d'angine de poitrine. »

« J'ordonnai différens remèdes anodins et
antispasmodiques, qui ne procurèrent qu'un
soulagement momentané. Il est digne de remarque, qu'aucun moyen ne diminuoit les
attaques plus énergiquement que les vomitifs
et la saignée. »

« Ce malade mourut en juillet 1774; l'ouverture du cadavre fut faite par un chirurgien
distingué, qui m'en communiqua le résultat
que voici : »

« Le lobe gauche du foie avoit beaucoup
augmenté de volume; il étoit garni de tumeurs
blanches et dures; le lobe droit étoit à moitié
atteint de la même affection : l'estomac étoit

dur et squirreux, là, où il est en contact avec le foie. »

« Les poumons, pâles et livides, laissoient apercevoir leurs vaisseaux sanguins aussi distinctement, que s'ils eussent été injectés avec du bleu de Prusse. Le cœur et l'aorte descendante étoient dans l'état naturel. Le péricarde contenoit fort peu de sérosité, et le diaphragme n'offroit aucune altération. »

« Il faut observer que ce malade n'avoit jamais eu d'attaque de goutte, et qu'il avoit beaucoup joui de la vie. »

Le D.ʳ Heberden, à qui ce cas fut communiqué, envoya les remarques suivantes : « L'ouverture de ce cadavre, de même que celle de quelques autres dont j'ai eu connoissance, nous apprennent que l'angine de poitrine n'est occasionnée ni par l'inflammation, ni par un vice de conformation des organes de la poitrine. Nous ne devons pas, pour la guérir, choisir des remèdes qui affoiblissent le *vis vitœ*, ni désespérer d'en trouver ailleurs ; cependant nous ne devons pas nous flatter non plus, de les découvrir si promptement, en jugeant du moins, par le peu de succès de nos recherches contre la goutte et autres maladies dont nous connoissons la nature depuis tant d'années. »

VIII.ᵉ OBSERVATION.

M. J**, âgé de soixante ans, maigre et sec, d'une grande susceptibilité morale, a exercé la profession de bijoutier, et a fait un fréquent usage du chalumeau, sans en avoir été fatigué. Il fut malade à quarante ans, d'un rhumatisme aigu, dont il n'a depuis ressenti aucun retour.

Dans l'année 1806, il commença à éprouver une douleur fixe à la partie postérieure de la tête, correspondante aux bosses occipitales inférieures. Cette douleur, assez forte dans la journée, diminuoit ou cessoit presqu'entièrement lorsqu'il étoit couché, pourvu qu'il eût la précaution de ne pas appuyer sur le chevet la partie douloureuse, car si cela arrivoit pendant son sommeil, il en étoit à l'instant réveillé. Cette sensation n'empirant point, même après quelques excès, le malade la supporta sans chercher à la combattre par aucun remède.

Au commencement de l'année 1809, il essuya un revers de fortune dont il fut si vivement pénétré, qu'il voulut se donner la mort; dans son désespoir, il se frappa la poitrine avec un instrument aigu, qui ne pénétra pas bien profondément; et, tout de suite après, il alla se jeter dans la rivière, où il auroit probablement péri, s'il n'eût reçu de prompts secours.

Dans le mois de novembre de la même année, il ressentit une angoisse pénible en travers de la poitrine, qu'il comparoit à l'impression que lui auroit causée une barre chaude appliquée sur cette partie ; cette angoisse dura un quart d'heure, environ, et se dissipa complétement. Quelque temps après, elle reparut aussi subitement, et se fit apercevoir de la même manière, laissant d'ailleurs le malade très-bien dans l'intervalle des attaques. Dans la suite, il observa que toutes les fois qu'il se promenoit, même d'un pas mesuré, il ressentoit cette douleur plus ou moins vivement; quand elle étoit foible, il pouvoit continuer doucement sa marche, mais lorsqu'elle étoit forte, il étoit obligé de s'arrêter, et même de s'asseoir à terre pendant dix à douze minutes. L'attaque une fois finie, il pouvoit sans la faire renaître continuer à marcher, à moins qu'il ne montât un escalier, car dans ce cas, il étoit presque sûr de la voir reparoître, s'il ne se reposoit pas fréquemment.

Lorsque la douleur étoit forte, il lui sembloit que le sternum s'enfonçoit sur l'épine du dos, et s'il tentoit de surmonter cette sensation pénible, il éprouvoit alors un anéantissement de toutes ses facultés tel, qu'il ne doutoit pas qu'il fût mort subitement, s'il eût persisté à se donner du mouvement.

La maladie, ainsi abandonnée à elle-même, empiroit chaque jour, de sorte qu'au milieu de décembre, la douleur n'étoit plus bornée au sternum, mais elle se propageoit jusqu'à la mâchoire inférieure. A la fin de ce mois-là, les attaques étant survenues sans avoir été provoquées par l'exercice, le malade commença à s'en inquiéter, et fit appeler un de mes confrères, qui lui prescrivit huit grains de camphre par jour, en quatre doses. Ce remède produisit un effet si heureux, qu'après en avoir fait usage pendant quelque temps, le malade se crut guéri, et voulut sortir et prendre de l'exercice.

Au commencement de janvier 1810, il se promena pendant une demi-heure sans avoir d'attaque, ce qui ne lui étoit pas arrivé depuis l'invasion de sa maladie. Après le dîné, il répéta cette promenade tout aussi heureusement; enhardi par ce succès, il se permit de sortir une troisième fois, ce qui fit reparoître l'attaque. Les paroxysmes, à cette époque, parurent de nuit comme de jour; le malade ne passoit pas vingt-quatre heures sans en avoir un, dont la durée se prolongeoit assez long-temps. Lorsqu'il se couchoit, il pouvoit se reposer une couple d'heures de suite; le reste de la nuit se passoit en rêveries fatigantes, et si le paroxysme se décidoit, il s'asseyoit sur son lit, sans être pourtant obligé d'en sortir. Les attaques de nuit étoient plus longues, mais moins aiguës que celles qui survenoient pendant le jour.

Mon confrère, voyant que le camphre avoit perdu son efficacité, lui substitua les fleurs de zinc, mais sans succès. Il fit appliquer des sangsues à l'anus pour diminuer un état de pléthore, et prescrivit ensuite la digitale pourprée qu'on continua assez long-temps sans en observer d'effet marqué.

Je fus appelé alors en consultation, et voici quel étoit, à cette époque, l'état de la maladie. Les paroxysmes étoient fréquens, et différoient en degré d'intensité. Vers les deux heures de la nuit, il en arrivoit ordinairement un, qui, sans être fort, duroit une couple d'heures. Quand le malade sortoit du lit le matin, le mouvement qu'il se donnoit en s'habillant en provoquoit un autre. Enfin, lorsqu'il s'oublioit à son travail, ou

qu'il faisoit quelque effort, il survenoit une attaque plus forte que les précédentes. Durant
les paroxysmes, le malade n'éprouvoit aucune
sensation douloureuse dans les bras; la douleur
occupoit le milieu du sternum, et s'étendoit en
travers des mamelles, autant à droite qu'à gauche;
elle remontoit ensuite au haut de la poitrine, et
gagnoit de là, la mâchoire inférieure en y causant une constriction semblable à celle que
feroit éprouver une forte crampe; la douleur
descendoit rarement vers l'épigastre. Lorsqu'elle commençoit à diminuer, elle suivoit
une marche inverse, c'est-à-dire que la mâchoire ou l'épigastre en étoient libérés avant
le sternum, et lorsque l'attaque étoit complétement terminée, il ne restoit plus qu'un peu
de meurtrissure dans les parties qui avoient été
affectées.

Pendant l'attaque, le visage pâlissoit un peu,
et les mouvemens de la respiration, qui, dans
l'état ordinaire se répétoient vingt-trois fois par
minute, n'alloient pas, alors, au-delà de vingt-six;
ils s'opéroient sans gêne, puisque le malade
pouvoit faire de profondes inspirations. Le
pouls étoit un peu concentré, d'ailleurs régulier et sans intermittence; il battoit cinq ou
six fois par minute de plus, que dans l'état or-

dinaire ; et sur le déclin de l'accès, il n'y avoit jamais d'éructation.

Un fait qui mérite d'être remarqué, c'est que la douleur à l'occiput avoit diminué assez sensiblement, depuis l'invasion de l'angine de poitrine, pour que le malade pût reposer sa tête sur l'oreiller une partie de la nuit sans en ressentir trop d'angoisses.

Dans l'intervalle des attaques, l'appétit se soutenoit, les digestions s'opéroient bien, et les urines pendant l'accès, ne furent jamais limpides et claires, ni troubles ni briquetées, lorsqu'il étoit terminé.

Nous conseillâmes à ce malade une réclusion absolue ; la plus grande circonspection dans ses mouvemens; une demi-once de valériane en poudre, en quatre doses, dans la journée, et lors du début de l'attaque, une potion composée d'eau de menthe poivrée, de de fleurs d'orange, d'éther sulfurique et de teinture de corne de cerf succinée. Nous lui permîmes une nourriture simple, mais en petite quantité à son soupé ; l'usage du vin à ses repas, coupé avec moitié d'eau, et nous lui interdîmes le café et le thé.

La valériane ne tarda pas à produire un heureux changement dans la maladie. Les paroxysmes devinrent moins longs et moins forts, les nuits meilleures, et le malade pouvoit se permettre plus de mouvemens, sans provoquer une attaque. Après quinze jours d'usage de ce remède, la douleur, réduite à une foible sensation, ne se faisoit plus apercevoir sous les mamelles, mais seulement à la partie supérieure du sternum ; elle étoit ordinairement assez foible, pour céder à la potion antispasmodique. Nous suspendîmes momentanément la valériane dans le courant de février ; le malade se trouvant assez bien, fit, malgré un froid très-vif, une petite promenade à pied sans en être incommodé.

M. J** put, en avril, marcher pendant une heure de suite, et monter tranquillement un terrain incliné sans avoir d'attaque ; il en sentoit bien pourtant les préludes, qu'il faisoit cesser, en ralentissant son pas, ou en se reposant. Le malade, en juillet, n'éprouvoit plus de sensation douloureuse dans la poitrine ; lorsqu'il montoit rapidement les escaliers, il ressentoit encore un léger engourdissement dans la mâchoire inférieure. Depuis cette époque, la guérison s'est soutenue sans apparence de retour.

IX.ᶜ OBSERVATION.

Quoique l'histoire de la maladie que je vais rapporter ne soit pas encore terminée, j'ai cru cependant convenable de la donner, toute incomplète qu'elle est, parce qu'elle offre des nuances dans les symptômes, qui ne sont pas sans intérêt.

M. de B**, âgé de cinquante-quatre ans, d'une forte constitution, plutôt gras que maigre, et sujet depuis plusieurs années à une dartre peu étendue fixée au bas de l'une des jambes, eut, sur la fin d'août 1810, à Montpellier où il étoit alors, une forte diarrhée, qui ne dura que vingt-quatre heures, et qu'il attribua à un refroidissement subit. Deux jours après, il éprouva le même accident qui ne dura pas davantage. Au bout de peu de temps, il fut atteint, en se promenant, d'une douleur en travers de la poitrine, qui se soutint pendant quelques minutes, l'obligea à se reposer, et qui reparut ensuite, lorsqu'il accéléroit sa marche, ou selon l'effort de ses mouvemens.

Cette douleur s'annonçoit avec la sensation d'un *bouillonnement* (ce sont les expressions du malade), qui, du creux de l'estomac sem-

bloit monter à la poitrine, et qui se dissipoit
en sens inverse, par le repos. Cette sensation
a conservé le même caractère dans toutes les
attaques subséquentes, qui se terminent ordinairement par une sueur assez abondante. La
douleur sternale est si angoissante pendant les
paroxysmes, que le malade assure qu'il per-
droit connoissance s'il persistoit à marcher.

Quelquefois l'attaque paroît sur le matin, un
quart d'heure après le réveil; et alors, la douleur
s'étend dans les bras, surtout au pli du coude;
ceci pourtant, n'a jamais lieu qu'au lit.

Le malade, qui est un fort bon observateur,
a remarqué que dans le commencement de ses
promenades du matin, il arrêtoit souvent par le
repos une attaque qui débutoit, et aussi, qu'a-
près avoir éprouvé plusieurs sensations semblables, et en avoir bien étudié la marche, il pouvoit prolonger davantage ses promenades, s'il
lisoit quelque ouvrage assez intéressant pour
s'oublier lui-même. Dans la soirée, au contraire, il en est tout autrement, car il ne peut
se promener deux minutes de suite sans être
forcé à s'arrêter, ce qu'il attribue à l'effet de la
digestion.

Pendant l'attaque, le pouls est un peu accéléré, et la respiration un peu plus fréquente,
quoique facile, malgré la douleur.

Les fleurs de zinc et le succin ont produit quelque amendement dans les symptômes, mais le remède qui a le mieux réussi, c'est la valériane en poudre à grande dose, alternée de temps en temps avec le quina. En effet, ce malade est actuellement assez bien pour faire de longues promenades et monter rapidement son escalier, sans voir renaître l'attaque ; mais ce bien-être se soutiendra-t-il, et la maladie se guérira-t-elle complétement ?

Je dois observer qu'on ne peut, dans ce cas, attribuer la maladie à la répercussion de la dartre, qui n'a jamais disparu.

X.ᵉ OBSERVATION.

M. Lh**, âgé de quarante-huit ans, assez corpulent, et d'une excellente constitution, éprouva, à l'âge de trente ans, à la suite d'un chagrin violent, une constriction spasmodique très-angoissante dans la région épigastrique, qui dura vingt-quatre heures avec le même degré d'intensité. Depuis cette époque, la plus légère émotion renouveloit le spasme de l'épigastre, et le plus petit poids sur la poitrine, occasionnoit à M.ʳ Lh**, lorsqu'il étoit couché, une sensation tout-à-fait désagréable.

M. Lh** se plaignit pour la première fois, à l'âge de quarante-cinq ans, d'une espèce de gêne dans la respiration, qui lui faisoit croire que ses habits le serroient trop ; il les déboutonnoit, sans pour cela que la sensation cessât ; elle augmentoit, au contraire, momentanément chaque fois qu'il faisoit une promenade, et elle étoit accompagnée d'une douleur passagère au milieu du bras droit. Il commença, à quarante-sept ans seulement, à ressentir une douleur bien marquée sous le sternum et au bras.

Quelques mois après, un nouveau sujet de peine morale ayant affecté profondément le malade, il en résulta un spasme de la poitrine qui dura deux jours, et qui se fit sentir comme une barre douloureuse. A ce spasme, succédèrent des attaques accompagnées d'une douleur au sternum, qui se propageoit à l'estomac, au dos, aux aisselles, et aux bras jusqu'aux bouts des doigts. Cette douleur étoit si vive, qu'elle arrachoit au malade des cris involontaires, et si angoissante, qu'il se seroit jeté par la fenêtre si on l'eût laissé faire. Les sangsues à l'anus, les bains tièdes long-temps prolongés, l'assa fœtida et l'opium, diminuèrent l'intensité des symptômes, et ramenèrent la maladie à son cours ordinaire ; mais les paroxysmes devinrent fréquens le jour, ainsi qu'après le premier sommeil. Le malade m'a assuré, qu'un seul faux pas sur le pavé, suffisoit pour déterminer une attaque.

La valériane, le quina, le camphre, l'assa-fœtida ont sensiblement amendé cette angine de poitrine ; malgré cela, M.ʳ Lh** ressent encore en marchant, même sur un terrain plat, le début d'une attaque, qu'il éloigne par un moment de repos ; de sorte que, pour gagner sa maison de campagne, qui n'est qu'à dix minutes de la ville, il est forcé de mettre une demi-heure, parce qu'il a, dans ce court espace de chemin, le prélude d'un paroxysme, trois ou quatre fois. Ce n'est qu'en montant un terrain un peu incliné, que la douleur au sternum s'étend jusque dans les bras.

§ 2.

Cas d'angine de poitrine avec diverses complications.

XI.ᵉ OBSERVATION.

Angine de poitrine compliquée de palpitations et d'intermittence dans le pouls.

M.ʳ M**, âgé de soixante-quatre ans, issu de parens qui n'avoient eu ni goutte, ni rhumatisme; d'une constitution sèche et maigre, d'un caractère très-vif et colérique, non maladif, mais se plaignant depuis plusieurs années de flatuosités, avoit ressenti, dans l'année 1803, de légères douleurs aux extrémités inférieures, sans enflure ni rougeur, qui ne l'avoient pas empêché de vaquer à ses affaires, ni retenu un seul jour à la maison.

En 1808, il commença à éprouver une sensation de chaleur incommode sur la poitrine, à laquelle il fit peu d'attention. Elle disparut pendant une fièvre catarrale qui se déclara en février 1809, et qui dura trois mois, pour se manifester de nouveau au commencement de novembre de la même année. Le malade, à cette époque, éprouva une douleur en travers de la poitrine, qui descendoit jusqu'au creux de l'estomac, et lui causoit de légères palpitations ; celles-ci se renouveloient deux à trois fois dans la journée, et le mouvement les provoquoit constamment. Quelque temps après, la sensation douloureuse en travers de la poitrine s'étendit aux deux bras, en se portant jusqu'aux bouts des doigts, et l'angoisse qu'elle occasionnoit, forçoit le malade à les étendre fréquemment : les extrémités inférieures participoient quelquefois à cette angoisse, mais d'une manière moins forte. Les accès duroient de quinze à trente minutes, et se terminoient par une éructation abondante.

Le malade, inquiet sur son état, consulta un de mes confrères, qui lui conseilla les pilules de Bacher, unies à l'extrait de valériane, un julep éthéré, où entroit l'esprit carminatif de Sylvius, et un épithème de gomme ammoniaque. Ces remèdes n'ayant procuré aucun soulagement, on leur substitua l'eau de chaux et des pilules faites avec les fleurs de zinc et l'extrait de valériane.

En janvier 1810, les attaques devinrent plus intenses, et parurent spontanément le soir, lorsque le malade étoit couché ; elles duroient deux à trois heures, et reparoissoient le matin lorsque le malade s'habilloit. Une promenade un peu prolongée pendant la journée, ou l'action de monter, décidoit un paroxysme, et forçoit le malade à s'arrêter tout court, jusqu'à ce qu'il eût rendu des vents ; chaque fois qu'il sortoit à jeun, il étoit sûr d'avoir une attaque plus forte, plus longue, et qui se renouveloit plus promptement, s'il ne mangeoit pas à l'instant ; le besoin de manger étoit si impérieux chez ce malade, qu'il auroit mangé de la terre, s'il n'avoit pu le satisfaire autrement. Cet état pénible, fut efficacement combattu par une infusion de cascarille, de vanille et de feuilles d'oranger. Le malade prenoit aussi en se couchant, pour modérer les attaques nocturnes, les poudres de *Dover*, qui réussissoient assez bien.

Il sembla, en mars, que la douleur abandonnoit le sternum pour se concentrer au creux de l'estomac ; c'étoit du moins de là, que partoit le point douloureux dans le début du paroxysme, elle remontoit ensuite sous le sternum, et s'étendoit aux bras ; rarement ceux-ci étoient affectés les premiers, et quand il en étoit ainsi, la douleur gagnoit très-promptement le cartilage xyphoïde.

Ce fut le 10 juin que M.ʳ M** vint me consulter. Je trouvai son pouls assez naturel, à quelques intermittences près, qui se faisoient apercevoir même après le plus parfait repos. Je le priai de monter une pente assez rapide, ce qu'il put faire sans donner lieu à une attaque, mais non pas sans déterminer quelques palpitations; son pouls battoit alors 116 fois par minute, avec des irrégularités. M.ʳ M** m'assura, que s'il eût fait le même exercice à jeun, il en seroit sûrement résulté une forte attaque.

Durant l'espace d'une année, les paroxysmes devinrent moins fréquens; le malade ne les ressentoit que pendant le jour, et foiblement, à moins qu'il ne cédât à un mouvement de colère : les attaques pendant la nuit disparurent complétement, ce qu'il faut attribuer peut-être, à l'usage continué de la valériane en poudre, qu'il prit à assez forte dose, à la potion, et aux poudres calmantes ci-dessus mentionnées.

Au commencement de juillet 1811, les paroxymes se renouvelèrent sans cause connue; l'un d'eux fut assez fort, pour inspirer des craintes sur la vie du malade. Un de mes collégues, les combattit avec le nitrate d'argent, à la dose d'un demi-grain répété quatre fois par jour, qu'on associoit à l'extrait de valériane.

Ce remède, plus qu'aucun autre, suspendit les accidens, mais son effet ne fut pourtant pas durable, car dans la nuit du 11 octobre, le malade eut un accès violent, dont il mourut au bout d'un quart d'heure.

A l'ouverture du cadavre, faite trente-six heures après la mort, on trouva :

La peau fortement ecchymosée, et le visage livide.

La plupart des cartilages des côtes ossifiés, mais seulement du côté droit.

Les poumons, marbrés de taches d'un bleu foncé presque noir, et adhérens en quelques endroits.

Le cœur, dans l'état naturel : l'artère coronaire postérieure ossifiée dans la partie moyenne de son trajet, de manière, cependant, à permettre le passage d'un stilet ordinaire dans sa cavité. La coronaire antérieure, n'avoit qu'un point d'ossification, de la longueur d'environ quatre millimètres.

Le sang contenu dans les cavités du cœur étoit fluide et très-noir.

La base des valvules sygmoïdes-aortiques, étoit d'une consistance cartilagineuse.

La tunique interne de l'aorte, depuis son origine, jusqu'à cinq ou six centimètres au-delà, étoit d'un rouge-pourpre; tandis que celle de l'artère pulmonaire, n'offroit rien de semblable.

Tous les viscères du bas-ventre, étoient en bon état.

XIIe OBSERVATION.

Angine de poitrine compliquée de divers accidens de paralysie, et de l'ossification des artères coronaires.

M.^r C**, âgé de soixante et douze ans, d'une taille moyenne, d'une forte constitution, et peu disposé à l'embonpoint, avoit eu bien des chagrins dans sa vie, quand il ressentit, en janvier 1807, la première atteinte d'angine de poitrine. Elle se manifesta par une constriction si forte dans la poitrine, qu'il lui fut impossible de continuer l'opération qu'il avoit commencée (celle de se raser). Il comparoit cette constriction *à une ceinture de cordes*, dont la sensation angoissante et douloureuse se communiquoit promptement de la poitrine au bras gauche, là, où s'attache le muscle deltoïde à l'humérus. Ces attaques se renouvelèrent depuis, toutes les fois qu'il marchoit vîte, qu'il montoit un escalier, ou qu'il avoit, en se pro-

menant, le vent en face ; elles étoient accompagnées d'une espèce de suffocation , qui
accéléroit un peu sa respiration , sans la gêner
cependant beaucoup. Quand l'attaque débutoit
vivement, la douleur du bras gauche s'étendoit
jusqu'à l'extrémité des doigts.

L'année suivante, il survint des paroxysmes
de longue durée, tout de suite après le premier sommeil. Le froid le plus léger causoit
au malade une impression désagréable , qui
suffisoit pour faire naître une attaque.

A cette époque de la maladie , M.^r C**
commença à se plaindre , pendant l'accès,
d'un serrement dans la mâchoire et le cou,
qui l'empêchoit d'avaler facilement. Peu-à-peu,
l'organe du goût s'altéra, les alimens lui parurent terreux, il en prenoit moins , il maigrit
sensiblement, et il perdit ses forces ; mais alors,
les paroxysmes diminuèrent d'intensité. Bientôt
après, la déglutition ne s'opéra plus qu'avec
difficulté, et l'engouement en étoit fréquemment la suite. Enfin , le malade ne pouvant
plus articuler, fut forcé d'écrire pour se faire
entendre : l'ouïe devint aussi plus dure.

Dans l'automne, les muscles du cou se
paralysèrent , ou du moins s'affoiblirent au
point de ne pouvoir plus supporter ni mouvoir

la tête ; il falloit pour cela un grand effort de la part du malade, et incontinent, elle retomboit sur l'oreiller.

Pendant les cinq derniers mois de sa vie, M.ʳ C** n'eut plus d'attaque, et malgré cette grande complication de maux, il a conservé jusqu'au dernier moment, toute sa présence d'esprit. Il mourut subitement, après avoir entendu la lecture de la gazette.

A l'ouverture du cadavre, on trouva les deux artères coronaires ossifiées dans tout leur trajet ; la crosse de l'aorte parsemée de quelques ossifications, et légèrement phlogosée ; le ventricule gauche du cœur dilaté. La partie inférieure de la trachée et les bronches présentoient intérieurement quelques flocons de matière, plus purulente que muqueuse ; le larynx, la partie supérieure de la trachée, les poumons, le cerveau et les viscères de l'abdomen étoient dans l'état naturel.

Il est essentiel de remarquer :

1.º Que, pendant son sommeil, M.ʳ C** se plaignoit constamment, et qu'à son réveil, il étoit plus fatigué qu'avant de se mettre au lit, quoiqu'exempt d'attaques pendant la nuit ;

2.º Que la paralysie n'avoit affecté, du moins d'une manière apparente, que les muscles du cou, de la langue, du pharynx et du larynx;

3.º Que la paralysie de ces muscles avoit entièrement suspendu les attaques;

4.º Que le pouls avoit toujours été régulier.

On chercha à combattre cette maladie, par le nitrate d'argent uni à l'extrait de valériane, par l'usage de poudres composées d'antimoine, de rhubarbe et de jalap, par la racine de valériane en poudre, par des potions antispasmodiques, composées d'éther sulfurique avec les teintures de succin, de castor et de valériane volatile, par les pilules de Bacher, la décoction *d'uva ursi* et de sassafras, l'esprit de lavende composé, la limonade avec l'acide phosphorique; par un julep où entroit l'éther acéteux en grande dose, associé à l'eau de menthe poivrée; par des purgatifs appropriés aux circonstances, par des frictions avec le liniment volatil; et enfin, par l'électricité continuée durant six semaines; mais ce dernier remède fatiguoit le malade par l'ébranlement qu'il lui causoit, sans produire aucun effet avantageux.

XIII.ᵉ OBSERVATION.

Angine de poitrine compliquée de paralysie.

M.ʳ B***, âgé de soixante-quatre ans, d'une constitution forte et vigoureuse, avoit eu, trente ans auparavant, un rhumatisme aigu, auquel succéda une fièvre bilieuse avec jaunisse. Il lui étoit resté, depuis cette époque, une forte douleur dans la partie postérieure du cou et de la tête, qui augmentoit pendant la nuit, et lorsque les parties reposoient sur le traversin de son lit.

Il éprouva, en 1809, des chagrins domestiques, à la suite desquels il commença à ressentir en marchant, et surtout en montant, une douleur en travers de la poitrine accompagnée de gêne dans la respiration, qui l'obligeoit à soupirer fréquemment, et qui se dissipoit par le repos.

Ces attaques furent bientôt suivies de quelque difficulté dans la déglutition, et d'un changement dans le timbre de la voix. Au bout de six semaines, il survint soudainement dans tout le côté gauche, une foiblesse semblable à celle qui accompagne une légère hémiplégie. Le malade pouvoit, à la vérité, marcher et se servir du bras affecté, mais ce n'étoit qu'avec peine, qu'il exécutoit ces mouvemens.

L'affection paralytique s'est soutenue pendant deux ans sans changement, tandis que la maladie essentielle alloit en augmentant, car les paroxysmes rendoient la plupart des nuits très-mauvaises. Jusqu'alors, la sensation douloureuse, caractéristique de l'angine de poitrine, étoit bornée au sternum, rarement s'étendoit-elle jusqu'à l'épigastre, et toutes les fois qu'une attaque se manifestoit, le malade éprouvoit un besoin impérieux de manger, qui, s'il le satisfaisoit, déterminoit souvent une forte éructation, par laquelle le malade se trouvoit à l'instant soulagé.

La douleur au sternum commença, en mai 1811, à gagner les deux bras, surtout le droit, et secondairement l'estomac, le ventre et le dos. Bientôt après, le côté droit du corps fut frappé de la même foiblesse que le côté gauche; la déglutition devint plus difficile, et l'articulation de quelques mots fatigante, quelquefois même, impossible.

Tel est l'état actuel de M.ʳ B**, dont les nuits sont rarement exemptes d'attaques, malgré l'usage de l'opium qui en diminue l'intensité.

Le pouls n'a rien offert de particulier durant le cours de la maladie, sinon qu'il se concentre un peu pendant l'accès ; la respiration s'accélère aussi un peu.

XIVe OBSERVATION.

Angine de poitrine compliquée d'une dilatation du ventricule droit et de la veine cave (1).

« Mr Charles, officier de cavalerie, se plaignoit depuis quelques années, d'une difficulté de respirer, lorsqu'il prenoit un peu de mouvement, ce qu'il attribuoit à son embonpoint, ou à une disposition à l'asthme. Cette difficulté de respirer devint de plus en plus incommode ; M.^r Ch * * ne pouvoit pas faire une centaine de pas un peu vîte, surtout en parlant, sans éprouver une espèce de suffocation ; mais, pour faire passer ces accès, il suffisoit qu'il s'arrêtât pendant quelques momens, plus ou moins, suivant le degré d'oppression. Il en étoit rarement atteint s'il marchoit lentement. Dans ses attaques, il éprouvoit une

____

(1) Par M.^r le Prof.^r Rougnon, ouvrage cité.

gêne singulière sur toute la partie antérieure de la poitrine, en forme de plastron, qui l'empêchoit d'inspirer profondément. »

« Pendant les derniers mois de sa vie, M.ʳ Charles étoit venu au point de se voir plusieurs fois en danger de suffocation, pour avoir fait une trentaine de pas; ses derniers accès étoient si violens, qu'ils ne lui permettoient qu'à peine de proférer une parole. Alors il étoit obligé de se courber en avant, et de prendre un appui pendant quelques momens; bientôt après, il reprenoit sa gaieté naturelle. Son haleine étoit devenue très-mauvaise, pour ne pas dire insupportable. On le voyoit dépérir, de jour en jour. »

« M.ʳ Charles, après avoir dîné un jour sobrement avec ses amis, les quitta, fort empressé de se rendre dans une assemblée publique; sa marche ayant été forcée, il éprouva un très-grand accès d'oppression, en arrivant à la porte de l'hôtel. Il s'appuie un moment en s'inclinant contre la porte; peu après, il continue sa marche; il monte assez précipitamment l'escalier, il arrive dans la salle où se trouvoit une assemblée nombreuse; il y prend place, et on le voit qui se meurt. On le saisit, on l'emporte précipitamment hors de la salle; ses amis courent à son secours, mais inutilement, il est mort. »

« A l'ouverture du cadavre, on trouva les cartilages des côtes ossifiés, surtout ceux des supérieures. Le péricarde étoit couvert d'une couche épaisse de graisse ; les poumons étoient sains, et leur couleur pâle. Le cœur parut d'un tiers plus gros qu'à l'ordinaire ; cet accroissement provenoit de la dilatation du ventricule droit, dont les parois étoient considérablement amincies. Il ne se présenta rien de défectueux dans les orifices artériels et auriculaires, non plus que dans l'appareil des valvules. Le ventricule droit regorgeoit de sang à peine coagulé ; le tronc de la veine cave avoit environ deux pouces de diamètre près du cœur, et il étoit également rempli de sang fluide, ainsi que son oreillette, qui étoit aussi fort dilatée. Les veines coronaires étoient prodigieusement gonflées, et dans un état variqueux. Le ventricule gauche, au contraire, son oreillette, la veine pulmonaire et l'aorte, avoient leurs dimensions ordinaires, et ne contenoient pas du tout de sang. Les vaisseaux sanguins des intestins étoient aussi apparens que dans l'inflammation la plus grave (1). »

____

(1) Comme avant l'invasion de l'angine de poitrine, on n'avoit reconnu chez M.ʳ Charles aucun symptôme

XV.ᵉ OBSERVATION.

Angine de poitrine compliquée d'hydro-thorax (1).

« Le D.ʳ Fothergill raconte, qu'en 1773, il il fut appelé auprès d'un homme âgé d'environ cinquante-huit ans, d'une complexion plutôt sanguine qu'autre, et disposé à l'embonpoint, quoique pas assez pour le rendre inhabile aux exercices du corps. Il avoit joui d'une très-bonne santé pendant la plus grande partie de sa vie, qui avoit été active. Il n'avoit pas fait d'excès en boisson, et sa table avoit toujours été simple, mais abondante. »

« Dans l'année 1770, il eut des vertiges très-forts, qui l'incommodoient beaucoup, car ils ne l'abandonnoient jamais entièrement, quoi-qu'il y eût de longs intervalles entre les plus forts. Pour combattre ces vertiges, on lui donna, à différentes époques, de la valériane, du sel volatil, du lait ammoniacal, de la décoction

d'affection organique du cœur, j'ai considéré celle qui s'est développée, comme l'effet de la maladie primitive?

(1) Medic. observ. and Inquir., vol. 5, pag. 233.

de quina, mais, hormis un vésicatoire qu'on lui appliqua avec quelque succès, tous les autres remèdes échouèrent. »

« Il éprouva, en juillet 1773, un spasme sur la poitrine, qui ne se fit d'abord sentir que lorsqu'il prenoit de l'exercice, surtout en montant ; son apothicaire lui fit mettre un petit vésicatoire sur le sternum, et lui ordonna une infusion de trèfle de marais. Il fut bientôt obligé de renoncer au vésicatoire, parce qu'il lui occasionnoit de la douleur, et il abandonna l'infusion, par raison d'inefficacité ; on y substitua des pilules faites avec le gayac, le baume du Pérou, et des gommes, faisant boire par-dessus chaque ration, un julep camphré, avec la teinture de valériane. Ces remèdes parurent d'abord produire quelque bien, mais il ne se soutint pas, et la maladie ne tarda pas à s'annoncer avec plus de violence. »

« Fothergill ayant vu le malade dans l'automne de la même année, le trouva se plaignant encore de ses vertiges, mais particulièrement de sa douleur de poitrine, lorsqu'il accéléroit son pas, qu'il avoit le vent en face, qu'il montoit un terrain tant soit peu en pente, ou même lorsqu'il marchoit d'un pas modéré. Il falloit alors qu'il s'arrêtât. »

« Pendant l'accès des douleurs, il sentoit un tel serrement dans la ligne des mamelles, qu'il lui eût été impossible d'avancer un pas, sans risquer d'être suffoqué à l'instant. Du sein gauche, la douleur remontoit un peu, pour redescendre le long de la partie interne du bras du même côté, jusqu'au coude. Un moment de repos faisoit disparoître tous les accidens, et il ne restoit plus que le souvenir de leur intensité, et une sorte d'avertissement, d'agir à l'avenir avec plus de précaution. »

« L'état de l'atmosphère paroissoit avoir quelque influence sur la maladie ; un air vif et piquant, un vent fort, une température extrême, chaude ou froide, affectoient plus ou moins le malade. Il avoit beaucoup de peine à se mettre au lit ; la constriction ne cessoit pas lorsqu'il y étoit, il la sentoit quelquefois pendant une couple d'heures, puis elle reparoissoit souvent entre une et deux heures du matin, ou au point du jour. »

« Le malade avoit senti, à différens intervalles, une douleur vive et soudaine à l'un des pieds, avec une légère enflure d'apparence goutteuse. Son âge et sa constitution, portoient à croire que les symptômes d'angine de poitrine pouvoient dépendre de la goutte. Des éructations terminoient souvent les attaques , et rien ne facilitoit plus cette évacuation de vents que l'eau de menthe poivrée , aussi le malade en avoit-il toujours près de son lit; l'elixir parégorique , au contraire , ne produisoit aucun effet. »

« Dans l'espoir qu'un rapport entre la goutte et l'angine de poitrine pourroit être favorable au traitement de celle-ci , je proposai des émonctoires, dans l'intention d'attirer la goutte aux extrémités. Le malade devoit s'abstenir de toute chose échauffante, sans néanmoins diminuer beaucoup la quantité de vin qu'il buvoit à son ordinaire; il devoit manger modérément, et faire un choix dans ses alimens. »

« Les paroxysmes devenant plus graves, on eut recours aux anodins (1), le soir en allant au lit, et on les répétoit sur le matin, selon la violence des accidens; ils procurèrent pendant quelque temps un soulagement remarquable, mais qui ne fut pas de durée. »

« Le malade alla à Bath pour y prendre les eaux, dans l'intention de fortifier sa santé fort altérée par la continuation de ses souf-

---

(1) Vingt-cinq gouttes de laudanum avec une égale quantité de vin antimonié le soir, et dix gouttes de l'un et de l'autre, le matin.

frances. Il y ressentit, de rechef, une douleur au pied, accompagnée d'un degré d'enflure suffisant, pour constater l'existence de la goutte. Le voyage et l'usage des eaux améliorèrent un peu sa santé, mais la douleur de poitrine reparoissoit toujours subitement et d'une manière si violente, que les alentours du malade craignoient beaucoup de le voir périr soudainement, ce qui arriva, en effet, un matin. »

« A l'ouverture du cadavre, on trouva le médiastin très-chargé de graisse, et environ deux pintes de sérosité transparente dans les cavités thorachiques; les poumons étoient sains, celui du côté droit avoit contracté une adhérence avec la plèvre, dans l'étendue d'environ un pouce. Le péricarde étoit couvert de graisse. Le cœur avoit son volume naturel ; on n'y découvrit aucune trace d'ossification ou d'autre maladie, sinon, près de sa pointe, une tache blanche, de la grandeur d'un franc, qui ressembloit à une cicatrice (1). L'épiploon,

______

(1) Ces taches, dit Baillie, qu'on voit le plus souvent à la surface du ventricule droit du cœur, rarement sur le ventricule gauche ou sur les oreillettes, dependent d'une fausse membrane qui adhère à une portion du feuillet du péricarde, qui est en contact immédiat avec le cœur. On les sépare facilement par la dissec-

chargé de graisse, adhéroit, par sa partie inférieure, au péritoine. Il y avoit sur la membrane muqueuse de l'estomac, autour du py-
lore, une inflammation bien prononcée. Le
foie, un peu plus rouge qu'à l'ordinaire, offroit
sur sa face convexe, une grosseur du volume
d'un œuf, dont l'examen n'indiqua aucun vestige de maladie. »

Il me paroît douteux qu'on puisse attribuer
à la goutte, comme Fothergill est disposé à
le croire, la maladie dont on vient de lire
les détails. Il n'est pas moins singulier, de ne
voir relaté, dans ce récit, aucun des symptômes les plus marquans de l'hydropisie de poitrine ; au reste, les médecins anglais visitent
si rarement leurs malades, que ce qui n'auroit
pu échapper à l'observation de Fothergill,
peut fort bien avoir été passé sous silence par
l'apothicaire aux soins duquel le malade étoit
plus particulièrement confié.

---

tion. Cet état, continue Baillie, ne me paroît être
d'aucune importance, et sa fréquence n'admet pas
qu'on le considère comme un cas de maladie.

Traité d'anatomie pathologique du corps humain,
pag. 20. trad. franç.　　　　　(Note ajoutée.)

XVIe OBSERVATION.

Angine de poitrine compliquée d'hydrothorax, et d'une altération dans la substance du cœur, avec plusieurs ossifications (1).

« Mr H. R**, dit encore Fothergill, âgé de soixante-trois ans, bien dispos, quoiqu'avec du penchant à l'embonpoint, d'un tempérament irritable, d'une stature moyenne, avec un teint frais, étoit occupé d'affaires de bureau, qui exigeoient de l'attention et une vie sédentaire. Il se plaignit à moi, trois ou quatre ans avant sa mort, de la grande difficulté qu'il éprouvoit à gravir un terrain incliné, surtout s'il marchoit un peu vîte. D'après l'ensemble des symptômes, je reconnus bientôt cette maladie obscure, dont la guérison avoit jusqu'alors trompé tous mes moyens. »

« Je conseillai beaucoup de tempérance dans le régime, moins d'application aux affaires, et l'exercice fréquent du cheval ; et pour diminuer les causes d'inquiétudes et d'agitation, je l'engageai à passer l'été à la campagne. Je le

---

(1) Medical comment. and. Inquir., vol. 5, p. 253.

mis, outre cela, à l'usage d'un laxatif et d'un amer, qu'on devoit continuer pendant quinze jours, et répéter de temps en temps. Ce plan de traitement améliora la santé du malade, et parut obvier aux progrès de son incommodité. »

« Il alla, pendant l'été de 1774, passer quelques semaines à Buxton, pour y boire les eaux et s'y baigner; il en revint mieux portant qu'il ne l'avoit été depuis quelques années auparavant. »

« Il prenoit, occasionnellement contre les flatuosités qui le tourmentoient beaucoup, une boisson fortifiante, et des pilules aloétiques, pour remédier à la constipation. Sauf ces remèdes, il n'en employa pas d'autres, insistant avec soin sur le régime diététique tracé ci-dessus : tant qu'il n'en sortit pas, les accidens d'angine de poitrine n'augmentèrent point d'une manière sensible. Mais, dans un violent accès de colère auquel il se laissa aller le 13 mars 1775, il tomba, et expira à l'instant. Jean Hunter fit, le lendemain, l'ouverture du cadavre. »

« La peau étoit généralement ecchymosée ; les cartilages des côtes très ossifiés ; il y avoit deux pintes au moins de sérosité sanguinolente dans les cavités thorachiques. Les poumons étoient sains. Le cœur avoit une apparence naturelle, mais, en l'examinant de plus près, j'observai, dit Hunter, que sa texture, plus pâle qu'à l'ordinaire, étoit presque ligamenteuse, et que dans plusieurs points du ventricule aortique, elle étoit devenue dure et blanche, comme il arrive dans un commencement d'ossification. Les valvules mitrales étoient moins souples qu'elles ne le sont naturellement, quoique toujours propres à remplir leurs fonctions. Les valvules sémi-lunaires aortiques, quoiqu'elles fussent épaissies, couvroient néanmoins l'aire de l'artère. L'aorte avoit aussi plusieurs points d'ossification, et quelques parties blanches semblables à celles du cœur et des valvules. Les artères coronaires, depuis leur origine jusque dans leurs ramifications, étoient osseuses ou pierreuses. »

« A l'exception de quelques petits calculs dans la vésicule du fiel, les viscères du bas-ventre parurent tout à fait sains. »

« Les artères carotides internes et basilaires commençoient à s'ossifier. Il y avoit plusieurs hydatides (quelques-unes du volume d'un pois) dans le plexus choroïde. Enfin, le sang étoit fluide, et ne se coagula pas après avoir été exposé à l'air. »

On ne peut se dissimuler que l'ossification des artères se rencontre très fréquemment dans l'angine de poitrine. C'est sous la tunique interne, lisse et polie des artères, c'est-à-dire sur la tunique musculaire, que se dépose la matière osseuse ; non pas d'abord sous la forme de phosphate calcaire, mais sous l'état d'une matière visqueuse, qui, par le laps de temps, acquiert la dureté du cartilage, et ensuite celle de l'os. On retrouve aussi, mais plus rarement, cette matière osseuse entre la tunique commune externe des artères, et leur tunique musculaire. Cette disposition morbide des artères à l'ossification, semble provenir d'une cause quelconque, qui augmente la sécrétion des capillaires dans les tuniques elles-mêmes des artères, et qui agit avec plus de force chez les personnes âgées, ou qui sont atteintes de l'angine de poitrine. Peut-être aussi, cette disposition morbide pourroit-elle dépendre, de ce que les tuniques des artères, une fois qu'elles ont perdu leur souplesse naturelle par l'âge, ou par l'effet de l'angine de poitrine, offrent alors à l'*impetus* du sang une résistance plus grande, qui détermine l'irritation requise pour cette transsudation morbide (1) ?

---

(1) *Frequenter autem*, dit Haller, *ossescunt arteriæ et succus luteolus inter membranam musculosam et in-*

XVII.ᵉ OBSERVATION.

Angine de poitrine compliquée d'hydrotho-
rax, d'une légère ossification des artères
coronaires, et d'une apparence fongueuse
dans le ventricule pulmonaire du cœur (1).

« M.ʳ Bellamy, âgé de cinquante-six ans ,
robuste et corpulent, d'une taille moyenne ,

____

(1) Parry, ouvrage cité, pag. 7.

____

timam depositus , in callos, cartilagines, osseas squam-
mas aut lapideas, tubulosque abit, ejusmodi vero vitia
late per truncos arteriarum cordis dominantur. Non vero
fibras annulares ossescere , quas sæpe integras de osseâ
interiori squammâ avulsi, cui sulcos inscripserant (1).

Ailleurs, ce célèbre physiologiste s'exprime en ces
termes :

« *Reperi succum flavum , in cellulosam arteriæ*
telam effusum , quæ inter musculares fibras et intimam
tunicam est. Mollis erat succus, pultaceus, non dissi-
milis ejus qui in atheromate reperitur. In eodem tempore
aliæ simillimæ flavæ sedes , callosæ, siccæ, coriaceæ
repertæ sunt ; aliæ cartilagineæ, aliæ denique osseæ et
ad ferri tactum strepentes. Videbam ego naturalem

____

(1) *Element. Physiol.*, Lib. 4, Sect. 3, §. 31.

le cou court, le teint fleuri et coloré, doué d'un caractère enjoué, mais indolent ; veillant tard, souvent intempérant, avoit, dès sa jeunesse, joui d'une bonne santé, car il n'avoit jamais été sujet qu'à une éruption de petites pustules au dos, lesquelles, dans certains temps, mais surtout en été, lui causoient beaucoup de démangeaison, et d'où suintoit un fluide séreux. »

« Appelé auprès de lui en août 1785, il m'apprit que la veille, il avoit bu beaucoup de vin d'Oporto, et qu'environ deux heures après s'être endormi, il avoit éprouvé une violente douleur dans la poitrine, qui, passant du sternum à l'épine du dos, fut accompagnée d'une sensation de serrement, de difficulté de respirer, de maux de cœur, de vomissemens, d'un pouls foible et irrégulier, de pâleur au visage, et d'une transpiration abondante, mais

---

quamdam progressionem , cujus initium erat succus hactenùs mollis, deinde gradus varii duritiei succedebant ; finis in eâ naturâ poneretur , quam osseam vocant, etsi utique neque fila parallela , neque poros habet , et omni osse durior esse solet. Inter eas squammas frequens est ulcera in arteriis reperire , fractâ internâ membranâ et quasi erosâ (2).

---

(1) *Opuscul. patholog.*, pag. 162. Observat. 59.

froide. Ces accidens, qui durèrent deux heures, parurent céder à l'usage des antispasmodiques. »

« Il montoit, en mars 1786, une pièce de terre en pente douce, lorsqu'il éprouva tout-à-coup une douleur aiguë avec constriction dans la poitrine, absolument semblable à celle qu'il avoit eue l'année auparavant. Il ne put retourner chez lui qu'avec beaucoup de peine, quoiqu'il en fût peu éloigné, mais aussitôt qu'il fut assis, la douleur cessa complétement. Elle reparut cependant le même jour, avec moins d'intensité, pourtant, et sans durer aussi long-temps. »

« Pendant les trois semaines qui précédèrent cette attaque, il en avoit éprouvé plusieurs, jusqu'à trois, et même davantage, dans l'espace de vingt-quatre heures, mais légères. Comme la douleur qui les accompagnoit n'étoit pas vive, et qu'elle cessoit promptement, il se dispensa de faire appeler un médecin. »

« La fréquence de mes visites me permit de faire les observations suivantes. Pendant l'attaque, le malade se plaignoit toujours d'une douleur aiguë, ou sous le sternum, ou dans le dos entre les épaules, qui passoit avec des élancemens au travers de la poitrine dans la direction du médiastin. Ces attaques n'a-

voient rien de régulier dans leur durée, leur
violence et les époques de leur retour, excepté celle du matin, qui étoit plus forte, et
qui duroit plus long-temps : elle forçoit toujours
le malade à quitter son lit, pour se mettre dans
un fauteuil, où il se procuroit quelque soulagement, en appuyant fortement son dos contre le
dossier. Une éructation forte et fréquente, annonçoit la fin des paroxymes. »

» Le passage de la douleur à un état de
bien-être étoit si prompt, que le malade, pour
se servir de ses propres expressions, ressentoit dans le même instant, les deux extrêmes.
Pendant les intervalles des accès, il paroissoit
très-bien, son appétit, ses forces et sa gaieté
n'étoient point altérés. »

« Les paroxysmes empirèrent à mesure que
la maladie fit des progrès. Mr B. se plaignit
d'une douleur dans le bras gauche, puis dans
tous les deux, enfin les mains et les pieds
furent affectés à un degré tel, qu'il ne pouvoit
quelquefois les remuer durant le paroxysme. »

« J'employai, selon les circonstances, de
doux évacuans, des antispasmodiques, des
vésicatoires, des ventouses scarifiées, au dos
et sur le sternum ; j'ouvris aussi un cautère à la
cuisse ; outre cela, je mis le malade à la diète

végétale, qu'il observa pendant quelque temps avec rigueur; mais la douleur ayant augmenté, il abandonna ce régime, et se remit à manger de la viande modérément. »

« Quelque temps après, les paroxysmes devinrent moins forts et moins fréquens; la respiration, beaucoup plus difficile, fut accompagnée d'une toux presque continuelle et d'une expectoration de matières viqueuses. Pendant quelques nuits, le malade ne pouvant se coucher d'aucun côté, se faisoit relever la tête par deux ou trois coussins. »

« Quinze jours avant que M.ʳ B. mourût, il se manifesta un peu d'œdème aux pieds et autour des malléoles; mais ce qui paroîtra singulier, c'est que la toux, la difficulté de respirer et l'expectoration qui le tourmentoient continuellement, ne reparurent qu'à intervalles, comme la douleur. »

« Le malade conserva sa gaieté jusqu'au dernier moment. Il vit une partie de ses amis le soir du jour où il mourut, et conversa gaiement avec eux. Il se retira à son heure ordinaire, se déshabilla lui-même, et en se mettant au lit, il se laissa tomber doucement, et expira à l'instant. »

« A l'ouverture du cadavre on trouva les

viscères du bas-ventre en bon état; le foie étoit
plus pâle qu'à l'ordinaire; l'épiploon, le mésen-
tère et les reins étoient chargés d'une prodigieuse quantité de graisse. Chaque cavité tho-
rachique contenoit environ deux pintes de sérosité fortement colorée par le sang. Le péricarde, le médiastin et le cœur étoient aussi
couverts de beaucoup de graisse. La lame interne du péricarde et de l'aorte étoit garnie,
de petites granulations, que nous supposâmes
être l'effet de l'inflammation. En coupant les
artères coronaires, nous sentîmes que les tuniques étoient d'une dureté presque cartilagineuse, et leur surface interne étoit enduite
d'une substance assez semblable à celle qui se
développe dans la trachée-artère par l'effet du
croup, et qui en diminuoit beaucoup le calibre.
Cette substance membraneuse s'étendoit dans
les plus petites ramifications de ces vaisseaux;
elle étoit ferme et durcie jusqu'à la première
bifurcation de chaque artère, et se ramollissoit
toujours davantage, en avançant vers la pointe
du cœur (1). Il n'y avoit pas de sang dans les
ventricules ni dans les oreillettes; toutes les

---

(1) Ceci ne démontre-t-il pas le passage progressif
à l'induration des artères ?

cavités sembloient avoir été lavées , mais au
fond du ventricule droit, on découvrit une
tache ovale , longue d'environ un pouce , qui
présentoit l'apparence d'une matière semblable
à celle qui se forme à la surface des ulcères qui
se cicatrisent, lorsque des vaisseaux nouvelle-
ment formés ont été rompus par l'exercice ou
par le mouvement. »

« Les tuniques de l'aorte, à deux pouces
des valvules sémi-lunaires, avoient une épaisseur
double de celle qu'elles ont dans l'état de santé,
et, dans l'entre-deux , on distinguoit plusieurs
petites taches blanches. »

XVIIIe OBSERVATION.

*Angine de poitrine compliquée d'une dila-
tation de l'aorte.*

M.^r B**, âgé de soixante ans, petit, maigre,
et d'un tempérament bilieux, éprouvoit depuis
quelques années une sensation pénible en travers de la poitrine, lorsqu'il montoit un terrain
incliné : comme cette sensation se dissipoit
promptement par le repos, il ne s'en inquié-
toit pas, et ne cherchoit à la combattre par
aucun remède.

Il se promenoit, en décembre 1810, lorsqu'il fut saisi d'une douleur plus angoissante qu'à l'ordinaire, qui, du sternum, se fit vivement sentir au dos entre les épaules, et le força à s'asseoir jusqu'à ce qu'elle eût cessé. Le paroxysme dura environ vingt minutes. Un de mes collégues fut consulté, et conseilla des remèdes antispasmodiques dont le malade ne fit pas usage.

M.ʳ B * * eut, en mai 1811, une seconde attaque semblable à la première, pour avoir monté son escalier avec trop de précipitation. Il lui survint, dans le mois de juillet de la même année, une fièvre bilieuse ordinaire, au cinquième jour de laquelle, M.ʳ B. fut réveillé subitement par une forte attaque d'angine de poitrine qui dura plus long-temps que les précédentes. Pour la première fois, la douleur au sternum se propagea jusqu'au milieu du bras gauche, en s'étendant le long de sa face interne. Au neuvième jour, le malade se trouvant bien, il se leva dès quatre heures du matin; à onze heures, il se plaça sur son lit pour recevoir un lavement, mais à peine lui en avoit-on poussé la moitié, qu'il s'écria qu'il se trouvoit mal; il se coucha sur le dos, et expira bientôt après sans angoisses ni agitation, sans sueurs, et avec l'apparence d'un homme qui s'endort tranquillement.

On trouva, à l'ouverture du cadavre, les cartilages des deux premières côtes un peu ossifiés ; les poumons, non adhérens, étoient marbrés (surtout les lobes supérieurs) de taches d'un bleu de Prusse, et leur section donna lieu à l'écoulement d'un liquide plus foncé en couleur qu'il ne l'est dans l'état naturel. Le cœur étoit flasque, peu chargé de graisse, délavé, sans ossification de ses valvules ni des artères coronaires. Le diamètre de l'aorte à la distance de deux travers de doigt du cœur, étoit d'un peu plus de deux pouces; la tunique interne, plus colorée qu'elle ne devoit l'être, offrit, dans plus d'un endroit, des lames osseuses ou cartilagineuses, minces, et de la grandeur d'un ongle.

Le sang étoit très-noir, fluide, et ne se coagula pas après avoir été exposé à l'air.

XIX.ᵉ OBSERVATION.

Angine de poitrine compliquée de dilatation de l'aorte , et de l'ossification partielle des artères coronaires (1).

« M.ʳ S**, prêtre anglican, âgé de soixante-six ans, d'une haute stature, avec un teint pâle, et une disposition à l'embonpoint, assez gros mangeur, mais buvant très-modérément, habituellement constipé, n'avoit jamais été sujet aux hémorroïdes, ni à la goutte, ni à aucune maladie éruptive. »

« La santé du malade fut long-temps dérangée, en 1766, par une douleur qu'il ressentoit à la poitrine et à l'un des bras, mais qui parut céder à l'usage interne de la valériane et d'un vésicatoire long-temps entretenu. Il prenoit journellement beaucoup d'exercice, soit à pied soit à cheval; mais, après une chute qu'il fit sur l'une des hanches en 1780, sa marche en fut tellement gênée, qu'il fut réduit à l'exercice du cheval de bois, dont il usoit chaque jour pendant une heure; il faisoit aussi

_____

(1) Parry, ouvrage cité, p. 14.

choquer chaque matin , à bras tendus hori-
zontalement , en avant et en arrière du corps ,
des masses de plomb assez pesantes (1) , jusqu'à ce qu'il entrât en transpiration. Malgré
ce double exercice, il acquit dans peu de temps
un embonpoint énorme. »

« Il éprouva, un soir, sept ans avant sa
mort, une vive douleur dans la région épigastrique ; une infusion chaude de thé de
gingembre la dissipa promptement, ainsi que
plusieurs attaques subséquentes du même
genre. »

« Il prit, vers la fin de l'été de l'année
1786, une toux accompagnée d'une expectoration abondante et d'une espèce d'extinction
de voix dont il ne se débarrassa que l'année
suivante. Dès-lors il jouit d'une bonne santé
jusqu'au commencement de mars 1788 , qu'il
commença à se plaindre d'une douleur en tra-

____

(1) On connoît cet exercice en Angleterre sous le
nom de *dumb bells* (*cloches muettes*) : la forme des
masses de plomb, ne ressemble pas mal à celle des balles
d'imprimerie, ou, mieux encore, au pilon d'un mortier.
On en fait de plus ou moins pesantes, suivant le degré
de force des individus qui s'en servent. C'est surtout
aux jeunes demoiselles dont la poitrine est étroite et
resserrée, qu'on recommande cet exercice.

(Note ajoutée.)

vers de la poitrine du même côté, qui étoit mitigée par l'éructation. Cette douleur n'étoit accompagnée d'aucun autre symptôme, sinon d'une légère prostration de force et de fréquens soupirs. La douleur continua de cette manière jusqu'au 16 mars; ce jour-là, le malade eut une attaque si forte, pour s'être rendu à l'église, qu'on crut qu'il alloit expirer. Je le vis environ un quart d'heure après le début du paroxysme, il commençoit alors à reprendre connoissance. Sa respiration n'étoit ni difficile, ni accélérée; il n'avoit point d'envies de vomir; son pouls battoit environ 70 fois par minute, il étoit plein et fort, mais bien moins pourtant, que dans l'état ordinaire. Ayant questionné M.ʳ S** sur son état, il me répondit qu'il ne se plaignoit que d'une douleur sourde, qui du sternum, s'étendoit en travers de la mamelle gauche au-dessous du mamelon, et qui gagnoit la face interne du bras gauche. La pression sur cette partie de la poitrine ne lui causoit pas de souffrance, et la douleur n'augmentoit pas lorsqu'il portoit son bras en avant, lorsqu'il l'étendoit, ou qu'il faisoit une inspiration profonde, ce qu'il répéta plusieurs fois à ma demande; il sembloit même prendre plaisir à retenir son haleine. Le malaise de la poitrine augmentoit lorsqu'il étoit assis dans un fauteuil, le dos voûté et la tête un peu inclinée en avant, ce qui l'obligeoit à changer souvent de position ; de temps en temps, il étendoit ses bras comme font ceux qui bâillent ; une fois, il rendit des vents par la bouche, et il en fut soulagé. Son esprit étoit d'ailleurs calme, ses facultés intellectuelles nullement altérées, et en peu de temps il put se tenir debout et marcher sans trop de peine ; mais, bientôt après, l'inquiétude, les soupirs et la sueur froide qui avoient presque cessé, reparurent plus fortement. Je lui fis tirer neuf onces de sang ; pendant cette opération, l'inquiétude et la sueur froide dans laquelle il étoit baigné, diminuèrent, et le pouls se développa. Cependant il ne s'aperçut d'aucun amendement dans la douleur. »

« On transporta le malade dans son lit où il ne tarda pas à reposer. Quoiqu'il eût été du ventre dans le courant de la journée, j'ordonnai un purgatif à prendre sur-le-champ, et je prescrivis une portion, composée d'esprit de vitriol dulcifié et d'eau de menthe poivrée. »

« Je revis le malade environ douze heures après. Il reposoit sur son dos, le corps tant soit peu incliné du côté gauche. Son visage et ses mains étoient encore humides de sueur

froide , mais moins qu'auparavant; immédiatement avant mon arrivée, il s'étoit plaint d'un
froid désagréable aux bras ; son pouls étoit à
76 pulsations par minute , très-plein et très-
fort ; je ne sentis que deux irrégularités en le
touchant long-temps de suite , et encore eu-
rent-elles lieu, pendant une forte inspiration.
Son courage n'étoit point abattu. La douleur
du côté gauche de la poitrine duroit encore et
s'étendoit jusqu'aux deux coudes ; en pressant
fortement le thorax, le malade y étoit sensible.
Je fis appliquer un vésicatoire sur la partie la
plus douloureuse, et M. S** en éprouva du
soulagement, du moment que l'épipastique
commença à produire de l'inflammation. »

« Le malade resta dans cet état jusqu'à quatre
heures du matin, en conservant de la tranquillité,
mais sans pouvoir dormir, lorsqu'une nouvelle attaque semblable à la précédente le fit
périr subitement. »

« On trouva, à l'ouverture du cadavre , les
cartilages des côtes ossifiés, les poumons sains,
le cœur développé, et couvert de graisse ;
toutes ses cavités (particulièrement le ventricule gauche) étoient pleines d'un sang fluide.
On remarqua de légères ossifications dans les
valvules sémi - lunaires de l'aorte ; l'aire de

cette artère étoit deux ou trois fois plus grande
que dans l'état ordinaire , et remplie d'un sang
fluide jusqu'à trois ou quatre travers de doigt
au-dessous du diaphragme ; de nombreux petits
vaisseaux répandus sur la surface de la crosse
de l'aorte, paroissoient injectés, et, dans quelques endroits, le sang étoit extravasé dans l'enveloppe cellulaire de cette grosse artère. Les
deux coronaires étoient ossifiées en divers endroits, depuis leur origine , jusqu'à la distance
de quatre pouces, ou davantage, de manière que
l'ossification occupoit les trois quarts au moins
de cette étendue, et ne permettoit pas l'introduction d'un petit chalumeau dans leur cavité.
La veine cave inférieure étoit pleine de sang.
Le foie et la rate parfaitement sains. La vésicule
biliaire contenoit une quantité prodigieuse de
petits calculs, tous de forme anguleuse (1). »

Le D.ʳ Parry , désireux d'épurer les symp-

____

(1) Sans rien faire perdre à cette observation du
D.ʳ Parry de son mérite ni de sa fidélité apparente ,
l'Auteur de ce mémoire, l'a cependant dégagée de quelques remarques, ou détails incidemment placés, qui
lui ont paru ralentir la marche de la description, et
détourner l'attention du lecteur, des symptômes et des
faits principaux. Il a usé de la même licence à l'égard
de quelques autres observations rapportées dans le
cours de ce Mémoire.　　　　　　　(Note ajoutée.)

tômes de l'angine de poitrine, a frappé d'une critique sévère plusieurs des observations de ses prédécesseurs, lorsqu'il a dit, que la plupart des cas rapportés par les auteurs sous la dénomination d'angine de poitrine, ne devoient pas être considérés comme tels, ajoutant, que les lacunes qui pouvoient exister sous le rapport des distinctions et de la pathologie de cette maladie, seroient en partie remplies par les trois observations qu'il a consignées dans son ouvrage. Si nous ne nous abusons pas, il nous semble que le Docteur a moins manqué d'indulgence pour lui-même, que pour ses collégues ; car des trois observations auxquelles il renvoie, l'une (1), pour ne parler que d'après les résultats des ouvertures des cadavres, présente un épanchement séreux considérable dans la poitrine ; l'autre (2), une dilatation remarquable de l'aorte , et la dernière, que nous rapporterons plus bas (3), rentre dans les angines de poitrine compliquées de la goutte.

L'observation du D.{r} Black, insérée dans le 4.{e} volume des Mémoires de la Société de

---

(1) Voyez notre observation XVII.
(2) Voyez notre observation XIX.
(3) Voyez notre observation XXIV.

médecine de Londres , présente un cas d'angine de poitrine d'abord essentielle , compliquée ensuite, comme le cas précédent, d'une dilatation de l'aorte. Son malade, âgé de cinquante-cinq ans, grand et peu corpulent, fut soudainement saisi, en marchant, d'une douleur située un peu au-dessous de la mamelle gauche, et accompagnée d'anxiété et d'oppression. Ces attaques devinrent dans peu de temps beaucoup plus fortes, et ne tardèrent pas à être compliquées d'une vive douleur sous l'épaule gauche et au bras du même côté, au point d'attache du muscle deltoïde à l'humérus.

Dans les forts paroxysmes, la douleur s'étendit une couple de fois jusqu'au bras droit; les attaques, pendant la nuit, survenoient ordinairement à deux heures du matin, et toujours tandis que le malade dormoit; les symptômes douloureux augmentoient pendant une heure, et mettoient le même temps à disparoître. Le pouls, dans l'intervalle des attaques, étoit naturel.

A l'ouverture du cadavre, on trouva les cartilages des côtes, particulièrement du côté gauche, ossifiés; le cœur dilaté, plus mou au toucher, et plus facile à déchirer qu'à l'ordinaire; les deux artères coronaires ossifiées;

l'aorte, depuis sa naissance jusqu'à sa crosse, amplifiée au point de ressembler plutôt à un sac qu'à une artère, et, de plus, désorganisée.

L'apparition de la vive douleur sous l'épaule gauche, auroit-elle pu faire présumer la complication de quelque affection organique, étrangère à l'angine de poitrine essentiellement simple ?

J'ai été récemment consulté par un homme âgé de soixante et treize ans, d'une constitution excellente, qui avoit eu, trois ans auparavant une hémiplégie du côté droit, dont il s'étoit assez bien rétabli pour être en état de marcher passablement, et de se servir du bras qui avoit été paralysé. Il me rapporta que depuis trois mois, environ, il lui étoit impossible de monter son escalier sans se reposer, ni d'aller à une campagne peu distante de la ville, sans être forcé de s'asseoir plusieurs fois, à cause d'une sensation très-pénible qu'il éprouvoit sous le sternum, et qui se communiquoit non-seulement le long du bras gauche jusqu'aux doigts, mais encore sous l'épaule du même côté, où elle se faisoit sentir assez vivement; il ajouta que cette sensation se dissipoit, dans le commencement, après quelques minutes de repos, mais qu'à présent, elle duroit davantage. Du reste, sa santé n'étoit pas au-trement dérangée.

Je lui conseillai l'usage de la valériane en poudre, et l'inspiration d'un air oxigéné ; mais il ne tint pas compte de ces conseils, et continua son train de vie ordinaire.

Six mois après que le malade m'eut consulté, je le rencontrai et je m'informai de l'état de sa santé. Il m'apprit que, depuis le retour de l'hiver, sa douleur de poitrine étoit plus forte et plus fréquente. Le lendemain on vint me dire, qu'il s'étoit trouvé mal en arrivant à la comédie, et qu'il y étoit mort presque subitement, n'ayant eu que le temps de se transporter de sa loge au foyer.

On trouva, à l'ouverture du cadavre, la peau légèrement ecchymosée, et les lèvres violettes ; les tégumens chargés d'une médiocre quantité de graisse, les cartilages des côtes non ossifiés ; la surface des poumons marbrée, par l'effet d'un sang très-noir contenu dans les vaisseaux ; le poumon gauche adhérent à la plèvre dans divers endroits, suite d'une péripneumonie qui datoit de dix ans passés. Un peu de sérosité dans chacune des cavités thorachiques. Le péricarde peu couvert de graisse. Le cœur plutôt petit, que dilaté ; les artères coronaires sans ossification quelconque , non plus que les valvules; les cavités du cœur, préalablement vidées du sang qu'elles contenoient, étoient pâles du côté droit, et fortement colorées du côté gauche; le sang contenu dans le ventricule gauche, étoit fluide et si noir, qu'on auroit dit que c'étoit de l'encre; il n'y en avoit qu'une très-petite quantité. La tunique interne de l'aorte jusqu'à la crosse; et celle des veines pulmonaires, avoient une couleur de pourpre foncé. Jusqu'à quel point peut-on considérer comme une affection morbide, cette apparence des vaisseaux artériels?

XXe OBSERVATION.

Angine de poitrine compliquée d'une adhérence du cœur au péricarde.

M.^r J**, âgé d'environ 70 ans, assez corpulent, sujet aux catarres et à des ophtalmies opiniâtres qui avoient nécessité de fréquentes évacuations de sang, ressentit, un jour en se promenant, une espèce de crampe en travers du sternum qui l'obligea à s'asseoir, et qui se renouvela avant qu'il pût gagner sa maison.

Ces attaques ayant reparu plusieurs fois dans

l'espace de quelques mois, le malade s'en
alarma, et appela un de mes confrères, qui lui
prescrivit d'abord des remèdes antispasmodiques, et ensuite des pilules gommeuses purga-
tives. Ces moyens diminuèrent la maladie au
point, que M.ʳ J** put, un jour, faire deux
lieues de chemin à pied sans en être incommodé; cependant, depuis cette imprudence,
il se trouva moins bien. Les paroxysmes revin-
rent plus souvent et avec plus d'intensité; dès
qu'il avoit un peu marché, la douleur au sternum le saisissoit, et quand elle étoit forte, il
lui sembloit avoir les bras rompus, mais il ne
savoit pas rendre compte de cette sensation
pénible d'une manière bien précise.

Les remèdes qui produisirent le plus d'effet
durant le cours de la maladie, qui dura environ
trois ans, furent les évacuans, les altérans, les
diurétiques et les pilules de Bacher.

Environ deux ans avant sa mort, le malade
eut une fièvre catarrale assez grave pour exiger
plusieurs saignées. Elle se termina pourtant, en
suivant le cours ordinaire. Un soir, M.ʳ J＊＊
se trouva mal en commençant son soupé; on
lui donna un cordial au moyen duquel il fut
bientôt remis de sa faiblesse, puis il retourna
se mettre à table, ne voulant pas, disoit-il,

perdre son repas pour un moment de malaise, mais en portant sa fourchette à la bouche, il mourut subitement.

A l'ouverture du cadavre, on trouva les poumons sains, mais adhérens à la plèvre de toute part. La pointe du cœur étoit collée à la face interne du péricarde, et assez haut, pour placer cet organe dans une position horizontale, plutôt que verticale. Il n'y avoit pas d'ossification dans les artères coronaires, ni d'épanchement dans le thorax. Tous les viscères du bas-ventre étoient en bon état.

M.ʳ J ✶ ✶ pendant sa maladie, n'avoit jamais eu de palpitations ni d'irrégularité dans le pouls, qui étoit constamment plein et fort, comme si c'étoit le cas de lui ouvrir la veine.

XXI.ᶜ OBSERVATION.

Angine de poitrine compliquée de dyspnée, de palpitations et d'irrégularité dans le pouls (1).

« Le D.ʳ Smith m'ayant invité, dit Mac-Bride, à voir un homme de trente-quatre ans atteint

____

(1) Medic. comm., vol. 5, pag. 97.

de l'angine de poitrine, je vais en décrire les symptômes, d'autant que ce cas est aussi bien caractérisé qu'aucun de ceux dont j'ai eu connoissance. »

« La maladie se distinguoit par une douleur de constriction très-vive, qui s'étendoit aux deux bras jusqu'à l'insertion du muscle deltoïde à l'humérus ; par une grande anxiété, une respiration laborieuse, une sensation d'étranglement, des palpitations violentes, avec un pouls très-irrégulier. Les paroxysmes étoient si fréquens, que le malade avoit à peine passé un jour, depuis six à sept ans, sans en avoir un. Ils étoient ordinairement provoqués par une agitation d'esprit ou de corps, même légère, mais entre les intervalles, la santé étoit bonne. »

« Cette maladie paroissoit héréditaire chez cet individu, car son père en avoit été atteint. Il y avoit aussi une disposition marquée à la goutte, qui ne s'étoit cependant jamais manifestée extérieurement. Le malade avoit mené une vie extrêmement sédentaire, circonstance qui explique peut-être, pourquoi l'angine de poitrine s'étoit déclarée dès l'âge de 17 ans. »

« On ouvrit au malade un cautère à chaque cuisse. Un mois après, il commença à se trouver mieux, et sa santé a continué dès-lors à faire des progrès tels, qu'il peut monter aujourd'hui les escaliers rapidement, et supporter les inquiétudes d'esprit sans voir renaître d'attaques; il n'éprouve d'autre mal qu'une légère oppression, le matin aussitôt après s'être habillé, ce qu'il attribue au mouvement qu'il fait pour mettre ses habits? »

« Le D.r Smith (continue Mac-Bride) me montra encore dans ses *adversaria* le cas d'un individu qu'il avoit soigné en 1760. C'étoit une véritable angine de poitrine produite par les mêmes causes que la précédente, et clairement démontrée, par une douleur très-vive sous le sternum, qui se portoit dans les extrémités supérieures, particulièrement le long du bras gauche, et qui étoit accompagnée de dyspnée, d'anxiété et de palpitations comme ci-dessus. Cette maladie parut guérie en 1762, à la suite d'une évacuation hémorroïdale abondante et spontanée, mais elle revint avec plus de force en 1765. »

« On ordonna deux cautères aux cuisses, qui ne furent pas ouverts. Mais, soit à la recommandation de ses amis, soit de son propre mouvement, le malade se mit à l'usage des poudres de *James* en petite dose, combinées avec un peu de castor et d'assa fœtida. Il les continua environ six semaines, et pendant ce temps, il s'établit par le scrotum, un écoulement abondant de sérosités âcres; il sortit aussi par l'anus, une grande quantité de matières ichoreuses. De ce moment, le malade commença à éprouver un grand soulagement dans ses maux, dont il est totalement exempt depuis six ans. »

« On voit ici, continue Mac-Bride, une guérison parfaite, opérée par une préparation d'antimoine prise comme altérant, car il n'est pas vraisemblable que le castor et l'assa fœtida y aient eu aucune part, puisqu'on avoit donné auparavant, sans aucun avantage, les antispasmodiques les plus forts. »

Malgré l'assertion positive de Mac-Bride, il nous paroît douteux que les deux cas ici rapportés, n'appartiennent pas plutôt à la classe des affections organiques du cœur, qu'à l'angine de poitrine; tant il est difficile, de tracer une ligne de démarcation exacte entre les vrais symptômes de celle-ci, et ceux qu'elle emprunte d'autres affections, qui lui sont plus ou moins étrangères.

XXIIe OBSERVATION.

Angine de poitrine compliquée d'un principe rhumatismal (1).

Le Dr Wall communiqua l'observation suivante dans une lettre qu'il adressa au Dr Heberden. « Le malade que j'ai soigné étoit un homme d'une petite stature, bien fait et disposé à l'embonpoint. Il avoit soixante-six ans quand il mourut, et il portoit cette maladie depuis six ou sept ans. Dans la première période de sa vie, il avoit eu plusieurs violentes attaques de rhumatisme ; ce qui fit qu'on n'apporta pas une grande attention à la douleur qu'il ressentoit à la poitrine, même long-temps après le début de la maladie, présumant que c'étoit un rhumatisme. »

« Pendant deux à trois ans, cet individu n'éprouva qu'une légère douleur et une constriction en travers de la poitrine et aux bras, lorsqu'il marchoit un peu plus vîte qu'à l'ordinaire. Cette sensation augmenta par degrés, au point de l'obliger à marcher d'un pas très-

_____

(1) Medic. trans., vol. 3, pag. 12.

lent, et non sans peine ; il ne pouvoit ni monter les escaliers, ni se coucher, ni se lever
sans provoquer une violent accès de dyspnée,
ou plutôt une sensation de suffocation, et s'il
faisoit des efforts pour aller du ventre, la capacité du thorax étant alors diminuée par la
contraction des muscles abdominaux et la ré-
tention de l'haleine, il étoit presque sur le point
d'expirer ; aussi les remèdes qui le soulageoient
le plus, étoient-ils ceux qui lui tenoient le ventre
libre. Il étoit toujours mieux pendant une
couple de jours après une saignée. Il n'eut
jamais de toux que vers la fin de sa maladie ;
elle devint alors fort incommode par l'enroue-
ment qui l'accompagnoit. Il expectoroit des
flegmes peu épais, écumeux, et quelquefois légèrement teints de sang : peu de temps avant
sa mort, ses crachats étoient mêlés avec une
matière d'apparence purulente. Son pouls fut
toujours petit, jamais irrégulier, et durant le
paroxysme, il s'enfonçoit tellement sous le
doigt, qu'on avoit de la peine à le sentir. Ce
malade mourut un jour, après une angoisse de
deux heures. »

« On trouva, à l'ouverture du cadavre, les
cartilages des côtes ossifiés, la lame externe
du péricarde couverte d'une couche de graisse

fort épaisse, les poumons distendus par un sang très-noir, et une grande quantité de sérosité dans les cavités thorachiques. En coupant le poumon, il en sortit de toute part, mais principalement des bronches et du lobe gauche, un mucus écumeux, mêlé de quelque chose de purulent et d'une odeur fétide, sans qu'il y eût ni vomique, ni ulcère. Le péricarde contenoit une pinte de fluide séreux ; le cœur étoit d'un volume extraordinaire ; les valvules sémi-lunaires, entièrement ossifiées, étoient par-là, tout-à-fait inhabiles à remplir leur jeu ; la crosse de l'aorte étoit très-dilatée, et cette artère, à un pouce de distance du cœur, présentoit plusieurs points d'ossification, séparés les uns des autres. »

« J'ai vu, ajoute le D.ʳ Wall, douze à treize individus atteints d'angine de poitrine, dont l'un, qui s'adressa à moi dès le début de la maladie, fut tellement soulagé par l'usage des antimoniaux unis aux gommes fétides, qu'il vit encore, et peut se promener assez aisément : deux autres furent emportés par des maladies d'un genre différent. Tous les autres sont morts subitement. »

XXIIIe OBSERVATION.

Angine de poitrine consécutive d'un rhuma-
tisme.

M.^r De la R**, jardinier, âgé de quarante-
sept ans, eut dans l'automne de 1810, une sup-
pression de transpiration qui donna lieu à une
douleur au côté droit de la poitrine, contre
laquelle on le saigna ; on lui appliqua ensuite
des sangsues itérativement, et enfin, un vésicatoire. Cette douleur, qui n'intéressoit que les
muscles intercortaux, fut singulièrement diminuée par la formation d'un abcès considérable
au bas de la fesse du même côté.

La douleur de poitrine qui, en janvier 1811,
n'avoit pas disparu complétement, se renouvela.
Elle se fit sentir, en mars, encore assez vivement pour exiger des remèdes. Mais ce ne fut
qu'en mai, que le malade éprouva, pour la
première fois, en marchant, une barre douloureuse en travers du sternum, qui se porta
aux deux coudes, dura environ dix minutes,
et le força à s'arrêter.

Depuis ce moment, il ne s'est presque pas
écoulé de jour, sans que le malade ait eu au
moins, une attaque, qui paroît volontiers le

matin après déjeûner, et qui est toujours déterminée par la marche ou par le mouvement.

Si l'attaque survient dans l'après-midi, ce qui est rare, elle se présente sous une apparence différente ; la douleur ne se fait pas sentir alors aux coudes, mais aux poignets, à l'articulation des pieds, à la mâchoire inférieure et même aux yeux. Le malade dit, que cette sensation ressemble à celle d'une forte crampe, qui augmente lorsqu'il veut mouvoir les parties affectées, et qui les laisse encore sensibles après l'attaque. Dans ces paroxysmes de l'après-midi, il y a plus d'angoisse que dans ceux du matin ; ils sont plus longs aussi, et le visage se couvre de sueur.

Toutes les fonctions s'exécutent bien d'ailleurs chez ce jardinier, qui est sec et maigre ; ses nuits sont, jusqu'à présent, exemptes d'attaques ; et il m'a fait observer que toutes les fois qu'il se rendoit à la ville à pied, il étoit presque sûr d'en avoir une, tandis qu'en y venant à cheval, il n'en avoit jamais.

Tant de nuances symptomatiques dans l'angine de poitrine compliquée, n'indiquent-elles pas, qu'elles tiennent à des modifications sans nombre, dans la susceptibilité nerveuse des individus ?

XXIV.ᵉ OBSERVATION.

Angine de poitrine compliquée de rhuma-
tisme goutteux et d'une dilatation de
l'aorte (1).

« M.ʳ M**, âgé de soixante et dix-sept
ans, d'une stature moyenne, peu chargé d'embonpoint, ayant toujours été extrêmement
sobre, revint en Angleterre après être resté
sept ans aux Indes Orientales, où il avoit
ressenti une douleur à la poitrine, qu'on attribuoit à son genre d'occupations (2). Il passa
deux ans dans son pays natal avec les meilleurs
effets pour sa santé, après quoi il partit pour
reprendre sa place dans les Indes, où il fit
un second séjour très - long. Il repassa ensuite en Angleterre, où il a, depuis, continué
à vivre d'une manière très - sédentaire. Au
bout de quelques années, il devint sujet à des
accidens de dyspepsie, à la constipation, et,
plus tard, à des paroxysmes de douleurs violentes, qui revenoient occasionnellement, et
qui se portoient successivement de la tête à la

____

(1) Parry, ouvrage cité, pag. 25.
(2) Il avoit un emploi dans l'administration civile.

poitrine, au dos, aux épaules, aux coudes, avec une sensation de grande chaleur dans les parties affectées, et beaucoup de sensibilité, mais sans aucune apparence de gonflement ni d'indice d'inflammation. De temps en temps, et surtout dans la nuit, il souffroit beaucoup de douleurs générales, que la chaleur du lit paroissoit aggraver, qui augmentoient un peu sa chaleur naturelle, et qui diminuoient par la transpiration. Outre cela, M.ʳ M** avoit des crampes dans les muscles des jambes, et une sensation pénible dans la région épigastrique et le bas des côtes, surtout après avoir mangé ; ce dernier symptôme étoit accompagné d'un sentiment de fraîcheur qui s'étendoit depuis ces parties du corps jusqu'au dos, et dont il étoit soulagé par des éructations. »

« M.ʳ M** n'avoit pas de palpitations ; il n'étoit sujet ni à la toux ni à l'oppression lorsqu'il prenoit de l'exercice ou qu'il étoit couché ; mais plusieurs années avant sa mort, il se plaignit d'un léger serrement en travers de la poitrine, et il est essentiel de faire remarquer que dans l'année de 1796, il fut surpris une fois, pendant la nuit par une douleur de poitrine accompagnée de suffocation, qui lui fit craindre de mourir subitement. Son urine, ordinairement haute en

coulenr déposoit un sédiment briqueté, et quelquefois de petits calculs. »

« Le 25 avril 1797, il éprouva en se promenant une forte douleur en travers de la poitrine,
accompagnée de difficulté à respirer. Lorsque
cette douleur cessa, les genoux devinrent sensibles, et le malade se rétablit par degrés. »

« Le 17 du même mois, il eut encore, en se
promenant, une attaque du même genre, mais
plus violente, et qui se dissipa comme la première. »

« Le 23, après avoir fait un tour de promenade, il fut atteint près de sa maison, sans indisposition préalable, par une troisième attaque
qui se manifesta comme les deux précédentes. Il
ne put gagner sa demeure qu'avec beaucoup de
peine, transi de froid et extrêmement foible; il
but tout de suite un cordial, et peu après, il eut
un léger vomissement. Son apothicaire, qui vint
le voir à l'instant, ne lui trouva pas de pouls.
Lorsque j'arrivai, son visage étoit pâle, son corps
couvert d'une sueur froide, et ce ne fut pas
sans peine que je sentis quelques pulsations de
l'artère radiale; cependant il jouissoit de toute
sa connoissance, et parloit librement. Il n'avoit
ni palpitations, ni difficulté de respirer, ni
mal de tête, ni vertige, ni flatuosités, ni nau-

sées. La douleur avoit alors abandonné la poitrine et se faisoit sentir aux rotules, qui n'é-
toient ni rouges, ni chaudes, ni enflées, ni
douloureuses au toucher. Quelques heures
après, il se plaignit de rechef de sa douleur
à la poitrine, dont il plaçoit le siége en travers
du sternum. On le mit au lit, où il fut inquiet;
il portoit la main sur son front, en disant qu'il
étoit douloureux; bientôt il cessa de répondre
à mes questions, il parut ne respirer plus que
par intervalles, et, un quart d'heure après, il
expira tranquillement. »

« On trouva, à l'ouverture du cadavre, que
les cartilages des côtes n'étoient pas plus durcis
qu'à l'ordinaire; les poumons étoient sains et non
adhérens, le sang partout fluide, les muscles très-
colorés, la peau, le médiastin, la plèvre costale
et le péricarde étoient surchargés de graisse
jaune, à demi-fluide; le cœur un peu dilaté et
d'une texture ordinaire ; une portion des valvules tricuspides ossifiée, de même que l'une
des valvules sémi-lunaires de l'aorte; cette artère
dilatée, au point que son aire à la distance de
deux pouces des valvules sémi-lunaires, avoit un
pouce et un quart de diamètre; près de la naissance de l'artère sous-clavière gauche, aux environs de la carotide droite, et dans l'aorte des-

cendante, on trouva quelques écailles dures, osseuses, de grandeur différente. Les artères coronaires renfermoient, l'une et l'autre, dans leurs cavités des incrustations qu'on put enlever aisément, et qui formoient des espèces de tubes d'un pouce et demi de longueur, dans lesquels la plus petite sonde ne put pas pénétrer.

L'intervention d'un principe goutteux paroît, dans ce cas, trop manifeste pour qu'on puisse le donner, avec le D.ʳ Parry, comme type de l'angine de poitrine essentielle et simple.

XXV.ᵉ OBSERVATION.

Angine de poitrine chez un goutteux, après une attaque d'hémiplégie.

M.ʳ Dup**, âgé de cinquante-neuf ans, d'une forte constitution, peu chargé d'embonpoint, ressentit, à l'âge de trente ans, une attaque de goutte, qui dura trois semaines, et qui reparut pendant sept années consécutives.

Il eut, pendant huit jours, à l'âge de trente-huit ans, une propension presque insurmontable au sommeil, qui fut suivie d'une hémipélgie du côté droit, dont la marche fut lente, puisque ce ne fut qu'au bout de quinze jours, que les membres furent complétement paralysés. Des remèdes actifs et soutenus, rendirent à ce malade la parole et l'usage de sa jambe, mais le bras resta pendant sept ans, privé de tout mouvement volontaire. Il alla aux eaux d'Aix en Savoie, où il prit cinquante douches, et autant de bains. Il en revint avec un embonpoint extraordinaire, qui ne se dissipa que l'année suivante, par l'effet des mêmes eaux. La paralysie du bras s'amenda au point que le malade pouvoit écrire, sans cependant, que les doigts recouvrassent leur ancienne souplesse.

Mr Dup** resta dans cet état de santé, et sans aucun retour de goutte, jusqu'à l'âge de cinquante-cinq ans, qu'il éprouva, pour la première fois, en allant à pied à la campagne, une sensation douloureuse en travers de la poitrine, qui gênoit sa respiration, et lui causoit une angoisse très-pénible. Cette sensation se renouvela plusieurs fois pendant une heure que dura la promenade de Mr Dup**, et le força chaque fois à s'arrêter tout court, jusqu'à ce qu'elle eût cessé.

Depuis cette époque, l'angine de poitrine marcha rapidement; il se manifestoit chaque jour plusieurs attaques, de sorte que le malade n'osoit presque plus faire un pas. Peu de temps après l'invasion de la maladie, la douleur au sternum s'étendit au bras gauche, plus bas que l'insertion du muscle deltoïde à l'humérus, et lorsque les paroxysmes étoient forts, le bras droit s'en ressentoit aussi, mais plus foiblement. Quelques mois après, il survint des attaques de nuit si violentes, qu'elles forçoient le malade à se lever, et à passer plusieurs heures hors de son lit.

On combattit pendant deux ans cette maladie, par divers remèdes, qui produisirent aussi peu d'effet, qu'ils furent pris avec peu d'exactitude ; et, chose remarquable ! le ventre acquit sans hydropisie, un embonpoint énorme, auquel les autres parties du corps ne participèrent pas ; d'ailleurs toutes les fonctions se faisoient bien, au moins en apparence.

Le malade, fatigué, à cette époque, de ses maux, et n'ayant plus de confiance dans son médecin, qui ne le guérissoit pas, s'adressa à un charlatan, qui lui ordonna d'abord de prendre chaque matin, une pinte de petit-lait aiguisé par six onces de tamarin. Ce remède, au bout d'un mois, fit diminuer d'environ un pied la circonférence du ventre, sans produire ordinairement, plus de deux selles par jour. Le charlatan prescrivit ensuite un mélange d'une demi-once de scille et d'un scrupule de digitale en poudre , avec suffisante quantité d'extrait d'hellébore noir, pour en faire des pilules de trois grains, dont le malade prit par degrés jusqu'à seize par jour, et avec beaucoup de régularité.

Il obtint assez de succès de ces remèdes, pour que la marche n'occasionnât pas de fortes attaques, et pour avoir des nuits qui en étoient souvent exemptes. A ces pilules en succédèrent d'autres d'assa fœtida, dont on interrompit l'usage , pour les remplacer par de nouvelles, faites avec l'extrait de valériane , le camphre et le quina.

Le charlatan mourut, et le malade se trouvant assez bien, cessa tout remède pendant six mois : les maux de celui-ci s'étant alors renouvelés , il vint me consulter , et voici quel étoit son état.

Il jouissoit, en apparence, de la plus belle santé; son pouls étoit naturel , sa respiration libre ; son appétit bon, les évacuations alvines régulières. Dès qu'il marchoit un peu vîte , surtout contre le vent ; dès qu'il montoit un escalier, qu'il sentoit le besoin d'aller à la selle sans pouvoir le satisfaire ; qu'il soulevoit un fardeau , même léger, du bras gauche ; mais

16

surtout, lorsqu'il cédoit à un mouvement de colère, ce qui ne lui étoit que trop ordinaire, l'attaque survenoit plus ou moins fortement ; de sorte qu'il n'étoit pas rare d'en voir paroître quatre ou cinq dans la journée, plus volontiers le soir que le matin. Les alimens ne paroissoient pas influer sur leur retour ; quoique les nuits se passassent sans attaques, le sommeil étoit constamment agité par des rêves pénibles : chaque paroxysme étoit assez souvent précédé de baillemens fréquens, sans éructation. Les tonnerres, que le malade entendoit autrefois gronder avec un certain plaisir, lui causoient maintenant un effroi si grand, qu'il se cachoit pour diminuer l'impression qu'il en éprouvoit.

XXVIe OBSERVATION.

Angine de poitrine déterminée par une humeur goutteuse (1).

« Je pense, dit Macqueen, que les cas d'*angina pectoris* décrits d'abord par Heberden et, plus récemment, par Fothergill, ne sont, la plupart du moins, que des cas de goutte

______

(1) The London medical Journal, vol. 5, pag. 162.

irrégulière. Le sexe, l'*habitus* des malades, leur âge, correspondent avec l'idée que nous nous faisons de la diathèse goutteuse. Les éructations, le soulagement que procurent souvent les remèdes aromatiques, les eaux de Bath etc., conduisent aussi à la même conclusion ; mais les histoires suivantes le prouveront sans réplique. »

« Il y a une année, environ, que je fus appelé pour voir un homme de soixante ans, dont le teint étoit frais et fleuri, la constitution forte, le cou court, avec assez d'embonpoint. Il se plaignoit de fréquens accès d'une douleur soudaine, qui naissoit du creux de l'estomac, s'étendoit vers le sein gauche, pour se porter de là rapidement au milieu des deux bras, du gauche surtout. Cette douleur spasmodique étoit accompagnée d'une difficulté de respirer qui menaçoit le malade de suffocation. Il éprouvoit souvent ces attaques pendant la nuit, mais davantage encore pendant le jour, lorsqu'il marchoit vîte, ou contre un vent fort ; il falloit alors, qu'il s'arrêtât tout court, et qu'il restât immobile pendant une couple de minutes ; au bout de ce temps-là, la douleur se dissipoit ordinairement. Il avoit aussi observé que l'attaque revenoit plus facilement après les repas, ce qui lui faisoit dire qu'il en seroit presque exempt, s'il pouvoit vivre sans manger. La colère, ou toute autre agitation de l'esprit, provoquoit constamment les paroxysmes. Son pouls étoit assez régulier, les garde-robes ordinaires ; cependant il avoit peu d'appétit, et se plaignoit beaucoup de flatuosités. Tel étoit l'état dans lequel je trouvai le malade ; il y ajouta les détails suivans : »

« Il me dit qu'il avoit toujours été accoutumé à une bonne table ; que pendant plusieurs années, il avoit été sujet à des accès réguliers de goutte aux pieds ; mais que depuis environ six mois, et tandis que ses pieds étoient légèrement affectés, il avoit éprouvé une foiblesse générale et des vertiges qui revenoient fréquemment ; qu'il s'étoit adressé à son apothicaire, qui l'avoit saigné, et lui avoit ouvert un cautère au bras gauche. Bientôt après, la goutte abandonna les extrémités inférieures, et le malade ressentit la première attaque de douleur avec constriction en travers de la région précordiale. Cette nouvelle maladie reparut sous la forme d'accès courts et légers, qui augmentèrent peu à peu jusqu'au moment où je fus appelé, et, depuis qu'ils se sont manifestés, le malade a été exempt de toute affection goutteuse. »

« D'après cet exposé, je n'hésitai pas d'attribuer la cause des maux de M.^r .... à une affection goutteuse ; en conséquence, j'ordonnai des amers-aromatiques en grande dose, et une potion de teinture volatile de gayac, à prendre deux fois par jour. Ces remèdes, et un régime convenable, soulagèrent beaucoup le malade, et je conçus l'espérance de voir reparoître bientôt la goutte. Je fus cependant trompé dans mon attente, car, environ quinze jours après, M.^r ..... fut saisi dans la nuit par un paroxysme très-violent, qui affecta vivement l'estomac et la poitrine, et qui dura presque sans interruption pendant vingt-quatre heures, malgré l'usage de la teinture volatile de gayac. Je lui fis prendre sur-le-champ, et sans addition, une demi-once de teinture fétide volatile, et un gros d'élixir parégorique. Cette potion, dont il se crut brûlé intérieurement, fit cesser l'attaque d'une manière presque soudaine. On lui appliqua un emplâtre chaud sur le creux de l'estomac, et la nuit suivante, la goutte parut au pied droit. Cet accès de goutte fut heureusement très-douloureux, et dura fort long-temps ; car le malade fut retenu chez lui pendant plus de trois mois, durant lesquels il n'eut pas le plus léger ressentiment de la douleur avec serrement à la poitrine. Je l'ai vu (le malade), continue Macqueen, il y a peu de jours, en très-bonne santé, et il me dit que, dans l'intervalle de ses accès de goutte, il étoit encore sujet à de légères attaques lorsqu'il marchoit vîte après avoir mangé, mais qu'il n'en souffroit plus au lit, ni dans la journée, lorsqu'il ne s'agitoit pas. »

Une autre observation de Macqueen succède à celle que nous venons de rapporter ; elle tend encore à prouver que la goutte est la cause déterminante de l'angine de poitrine, mais nous la passerons sous silence.

Si Bergius ne faisoit pas autorité dans l'angine de poitrine, je me serois dispensé de rapporter aucune de ses observations, parce qu'il a confondu cette maladie avec l'asthme convulsif dont il attribue la cause à une humeur goutteuse.

« Une femme âgée de quarante ans, dit cet auteur, qui avoit eu, deux ans auparavant, des douleurs de rhumatisme, fut atteinte d'une fièvre arthritique qui ne céda que difficilement à un traitement antiphlogistique. En 1777, il lui survint des crampes dans la poitrine ; les paroxysmes, d'abord foibles, augmentèrent en fréquence aux approches de l'automne; du reste, tous les symptômes que la malade éprouva furent pareils à ceux qu'on attribue à l'angine de poitrine. Je ne détaillerai pas les remèdes qu'on employa dans l'intention de combattre la matière goutteuse cachée, qu'on regardoit comme la cause déterminante de la maladie; malgré toute leur énergie, celle-ci reparut plusieurs fois l'année suivante, surtout pendant l'été, et avec une intensité telle, que la malade fut plus d'une fois, pendant vingt-quatre heures, entre la vie et la mort, ce qui la décida à se laisser ouvrir deux cautères aux jambes. Dès-lors, les paroxysmes, quoique très-fréquens, furent moins violens. Enfin, au printemps de l'année 1779, on lui administra la teinture aqueuse de gomme de gayac, dont l'effet ne se borna pas à diminuer le nombre et l'intensité des attaques, mais l'en guérit presque complétement. Depuis cette époque, toutes les fois que la malade éprouve une sensation de gêne dans la poitrine (qui peut lui faire craindre le retour de sa maladie), elle s'en débarrasse en prenant un peu de kermès le soir en se couchant (1). »

---

(1) Şammlung auserlesener abhandlungen zum Gebrauche practischer Aerzte, vol. 10, p. 708.

« Un homme de soixante ans, avoit eu plusieurs légères attaques de goutte auxquelles
avoit succédé une disposition scorbutique,
lorsqu'en 1777, il lui survint une fièvre double
tierce; à mesure que celle-ci diminuoit, on
vit paroître des accès d'abord foibles, ensuite
plus intenses, de l'asthme convulsif. Je prescrivis à cette époque des remèdes contre la
goutte et le scorbut, qui furent sans effet contre
l'asthme. Le malade eut au pied droit, en
août 1776, un érysipèle suivi de gangrène,
pendant le cours duquel, l'asthme disparut,
pour revenir ensuite, malgré qu'on eût établi
un cautère, à mesure que la plaie du pied se
guérissoit. Ce malade éprouva un grand soulagement de la solution de gomme de gayac,
qu'il continua pendant toute l'année, tellement
qu'aujourd'hui, les accès d'asthme sont très-
foibles. »

« Un autre malade, âgé de plus de soixante
ans, aimant la bonne chère et le sexe, avoit
eu, deux ans auparavant, une fièvre rhumatis-
male, lorsqu'il fut atteint d'une colique inflammatoire et d'hémorroïdes ; incontinent
après, il éprouva de violens spasmes dans la
poitrine, dont il avoit eu déjà de légers accès
auparavant : l'usage de la solution de gomme

de gayac le guérit presque complétement de cette maladie terrible, qu'on avoit inutilement traitée par plusieurs autres remèdes (1). »

« Gaubius rapporte qu'un individu, après avoir éprouvé plusieurs accidens goutteux, prit la poudre du Duc de Portland, qui réussit à les faire disparoître, mais il survint, bientôt après, lorsque le malade se promenoit, une difficulté de respirer, qui s'accrut de jour en jour, au point que l'action de changer de place, ou même de parler, l'augmentoit considérablement. La dyspnée étoit accompagnée d'une toux sèche sans être très-forte. Ce malade mourut subitement au moment où l'on s'y attendoit le moins (2). »

Dans l'observation du D.ʳ Johnstone, consignée dans les Mémoires de la Société de Médecine pratique de Londres (3), il survint au ministre Gregory, qui en étoit le sujet, un léger accès de goutte pendant le cours de l'angine de poitrine, qui suffit pour soulager le malade de tous les symptômes de la maladie essentielle; mais ce mieux ne fut que

____

(1) Bergius, ibidem.

(2) Sammlung auserlesener abhandlungen für practische Aerzte, vol. 1.

(3) Vol. 1, pag. 376.

de courte durée, car ce ministre mourut presque subitement quelque temps après.

L'extrait, très-bien fait, qu'on trouve dans le journal de Médecine de Paris et ailleurs (1), de l'histoire de la maladie dont mourut le célèbre Jean Hunter, me dispense de la retracer; mais je répéterai, avec Wichmann, que ce cas fournit une preuve manifeste, « que la goutte et l'angine de poitrine peuvent fort bien se compliquer l'une avec l'autre; que l'une de ces affections ne garantit pas de l'autre, et que, dans ces sortes de cas, les symptômes de cette maladie mixte, sont très-sensiblement distincts de ceux de l'angine de poitrine ordinaire. »

---

(1) Journal général de médecine rédigé par M.ᵣ Sédillot, vol. 39, pag. 438.

Annales de Médecine de Montpellier, vol. 12, pag. 238.

Traité de l'angine de poitrine, par E. H. Desportes, pag. 94.

Bibl. Brit., vol. II, Sciences et Arts.

XXVII.ᵉ OBSERVATION.

Angine de poitrine entée sur une affection catarrale.

M.ʳ Rit**, d'une constitution délicate, eut, à l'âge de trente ans, une fièvre catarrale qui lui laissa une toux habituelle, accompagnée d'une expectoration muqueuse plus abondante en hiver qu'en été. Il conserva cette toux jusqu'à l'âge de cinquante-deux ans sans en être trop incommodé, puisqu'il ne chercha point à la combattre. Il ressentit, à cette époque, en marchant, un peu d'oppression, surtout lorsqu'il accéléroit son pas. Quelques mois après, il éprouva une douleur fort angoissante au milieu du sternum, qui l'obligea à s'arrêter pour reprendre haleine; elle dura dix minutes, et il put continuer sa marche après qu'elle eut cessé. Ces attaques s'étant renouvelées, le malade consulta un de mes collégues (en novembre 1810), qui lui fit prendre de la gomme ammoniaque quatre fois par jour, les poudres de *Dover* en se couchant, et un julep éthéré et succiné avec l'eau de menthe, lorsque la douleur paroissoit. Malgré ces remèdes et l'application des sangsues à l'anus, les paroxysmes devinrent plus fréquens, plus longs, et la sensation douloureuse au sternum s'étendit aux extrémités supérieures, depuis le coude jusqu'aux bouts des doigts, et même derrière le dos, au-dessus des épaules.

Il survint des attaques après le premier sommeil, dès le mois de janvier 1811; elles se prolongeoient assez souvent avec beaucoup d'angoisse, pendant deux à trois heures; une fois terminées, il se manifestoit un accès d'oppression, accompagné d'une abondante expectoration jaunâtre et écumeuse; mais, chose assez singulière! la toux tant qu'elle duroit, suspendoit les accès de douleur au sternum. Le siége de cette douleur étoit tantôt plus haut, et tantôt plus bas que le milieu du sternum, en s'inclinant toujours plus à droite qu'à gauche, et en se prolongeant souvent jusque sous l'aisselle. La douleur aux bras paroissoit simultanément avec celle à la poitrine; toutes deux finissoient aussi à la fois; rarement l'attaque débutoit-elle par la douleur au bras droit, douleur que le malade regardoit comme aussi difficile à supporter que celle à la poitrine. Une froideur générale, qui duroit autant que les paroxysmes, en étoit le signe précurseur, sensation qui n'étoit pourtant qu'illusoire, car le corps du malade étoit souvent couvert de sueur, et chaud d'après le toucher d'une personne en santé. Des paroxysmes fort intenses provoquoient des vomissemens, et dans l'intervalle des attaques, le pouls étoit rarement au-dessous de 96 pulsations par minute, avec la respiration plus ou moins gênée.

On employa successivement contre cette maladie, l'assa fœtida, le camphre, les fleurs de zinc, l'extrait de ciguë et l'opium le soir. Il y eut un amendement sensible à la fin de février 1811, puisque le malade passoit quelquefois une journée entière sans attaque; mais il n'en étoit pas de même des nuits, qui devinrent cependant peu à peu meilleures; il survint en avril plus d'embarras dans la poitrine, avec un peu d'œdème, accidens qui firent craindre un hydrothorax, et qu'on combattit par les diurétiques. Aujourd'hui (30 juin), le malade ne ressent presque plus de douleur dans la poitrine ni dans les bras, lors même qu'il monte un terrain en pente, mais l'oppression est plus forte qu'auparavant, et l'expectoration plus abondante, il ne peut rester couché que sur le dos; s'il se met sur l'un ou l'autre côté, la dyspnée et l'angoisse deviennent insupportables; le pouls conserve de la fréquence ; les urines sont naturelles, et toutes les fonctions s'exécutent d'ailleurs assez bien.

Malgré l'amendement des symptômes de l'angine de poitrine, il est probable que le malade succombera à une hydropisie de poitrine.

XXVIII.ᵉ OBSERVATION.

Angine de poitrine survenue après deux fluxions de poitrine (1).

« Un homme de la campagne, âgé d'environ cinquante-six ans, d'un tempérament sanguin, issu d'une mère qui avoit long-temps souffert de rhumatisme, et d'un père mort asthmatique, eut à l'âge de vingt-huit ans, une inflammation de poitrine qui parut affecter aussi la rate, et qui se termina heureusement. Dix ans après, il refit la même maladie, qui fut accompagnée, cette fois, de divers accidens qui annonçoient une altération évidente des poumons; malgré cela, cet individu jouit encore pendant cinq ans d'une assez bonne santé. Il commença, à cette époque, à ressentir, tous les soirs, une

______

(1) Journal de Hufeland, vol. 17. Observation du D.ʳ Stoeller.

douleur au sternum qu'on attribua à la vie
dissipée qu'il menoit; mais, quelques jours après,
cette douleur fut beaucoup plus intense, et
s'étendit aux deux bras jusqu'aux bouts des
doigts. Dans cette attaque, le visage du malade pâlit et se couvrit d'une sueur abondante;
la respiration devint difficile, le pouls petit,
foible et lent. Ce paroxysme dura environ
quinze minutes ; il en survint encore quelques-uns la nuit suivante, mais qui, sur le
matin, ne durèrent pas si long-temps; le pouls
étant plein et dur, on fit une saignée au
bras, on prescrivit des antispasmodiques, et
des lavemens, remèdes qui amendèrent la
douleur sans la faire disparoître complètement;
mais une dissolution de gomme ammoniaque
dans de l'eau de menthe, avec l'oxymel scil-
litique et un purgatif, firent tant de bien au
malade, qu'il passa encore cinq ans sans avoir
de fortes attaques; il en survenoit pourtant de
légères, lorsqu'il montoit ou qu'il marchoit vîte,
mais elles cessoient aussitôt que la toux, accompagnée d'une expectoration visqueuse, se
manifestoit. »

« Un jour, qu'un violent accès parut avec
une douleur vive sous le sternum et beaucoup
d'angoisses, on fit une saignée copieuse qui

soulagea le malade. L'accès s'étant renouvelé le jour suivant, on appliqua sur la poitrine un vésicatoire camphré ; la douleur se fixa alors à l'épigastre, et fut accompagnée d'une soif ardente ; le lendemain, la toux et l'expectoration ayant paru, le malade recouvra sa santé, qu'il conserva bonne pendant huit ans. Il survint, à cette époque, une attaque si violente, qu'elle força le malade à s'agenouiller devant une chaise qu'il serra contre sa poitrine, et qu'il ne lâcha qu'après une détente, qui fit rendre beaucoup de vents par en haut, et de matières fécales par en bas. De ce moment, le malade, garda la maison et suivit un régime sévère ; mais, au bout de huit jours, il expira après avoir eu une autre attaque très-forte, pendant laquelle il assuroit qu'il préféreroit la mort à la vie, s'il devoit en avoir encore une semblable. »

« On trouva, à l'ouverture du cadavre, les intestins enflammés et gangréneux, particulièrement l'arc du colon. La rate, plus volumineuse qu'à l'ordinaire, étoit chagrinée à sa surface, par l'effet d'une substance jaunâtre, de nature presque cartilagineuse ; elle portoit en outre un appendice de même nature, et sa propre substance étoit réduite en une es-

"pèce de bouillie qui contenoit de petits frag-mens pierreux (1). Les poumons, d'ailleurs sains, adhéroient à la plèvre costale dans toute leur étendue. Le cœur, un peu dilaté, étoit mou et vide de sang. Les valvules de l'artère pulmonaire étoient ossifiées ; les gros vaisseaux pleins d'un sang noir, commençoient à passer à un état cartilagineux, tandis que les artères coronaires n'offroient rien de semblable. »

Cette observation et la précédente, semblent établir un certain rapport entre l'asthme et l'angine de poitrine symptomatique.

XXIX.ᵉ OBSERVATION.

Angine de poitrine qui a succédé à la goutte, et à diverses affections inflammatoires des poumons (2).

« Un homme âgé de cinquante-trois ans,

---

(1) Cette altération morbide à laquelle la rate est plus sujette qu'aucun autre organe, doit être d'un progrès lent, et ne peut guère produire d'empêchement à ses fonctions ; il paroît probable que les sujets qui la por-tent, n'en sont avertis par aucun sentiment particulier. Traité d'anat. path. par Baillie, pag. 254, édit. franç.
(Note ajoutée.)

(2) Journal de Hufeland, vol. 17. — Observation du D.ʳ Stoeller.

sanguin, fort et vigoureux, dont la mère avoit été goutteuse, et le père sujet à l'asthme, fut atteint, en 1768, à l'âge de dix-huit ans, de douleurs rhumatismales, dont il se rétablit parfaitement. »

« Il eut, en 1774, une crampe de poitrine accompagnée d'une extinction de voix, qui cessa promptement, mais qui fut suivie d'une légère hémoptysie. »

« Il ressentit, en 1788, quelques douleurs dans le rein droit, qui se communiquèrent dans les bras. »

« Il fut pris, en 1791, d'une péripneumonie bilieuse, dont la convalescence fut pénible, et environ trois mois après, il éprouva une constriction douloureuse dans la poitrine, avec flatuosités et gonflement hémorroïdal. »

« Il éprouva de rechef, en 1792, des serremens dans la poitrine, qui ne durèrent pas longtemps, et qui se renouvelèrent l'année suivante. »

« Les mêmes symptômes reparurent, en 1794, d'abord à des intervalles très-éloignés, ensuite plus fréquemment; ils étoient toujours provoqués par des mouvemens ou des inquiétudes d'esprit. La douleur de poitrine s'étendoit dans les deux bras, et elle étoit si angoissante,

que le malade ne pouvoit rester ni couché ni
assis. Chaque jour les attaques revenoient avec
plus de violence, et se renouveloient aussi plus
fréquemment. On reconnut à cette époque la
maladie, et on la traita par des remèdes convenables. L'année suivante, les accès, quoique
fréquens, étoient moins forts. Cet état continua
jusque dans l'été de 1796, que le malade fit une
cure d'eaux minérales dont il se trouva assez
bien. »

« Il survint, en janvier 1797, au sujet dont
nous faisons l'histoire, une tension flatueuse du
bas-ventre, qui cessa après des évacuations alvines abondantes ; mais un accès très-violent
suivit l'effet du purgatif, et, pendant toute la
durée de l'attaque, le pouls fut plein, dur, et la
respiration difficile ; on fit une saignée copieuse,
et on eut recours aux narcotiques, qui procurèrent du calme : pendant la nuit, le malade
se plaignit d'une douleur insupportable au pied
gauche, surtout au gros orteil ; son apparition
mit fin à toutes les sensations pénibles de la
poitrine et du ventre ; l'autre pied ne tarda pas
à être pris, et cette crise goutteuse, se dissipa
par la transpiration et les urines. Le mois suivant,
le malade fut si bien, qu'on osa se flatter de la
guérison de l'angine de poitrine, mais cette es-

pérance ne dura pas long-temps, puisqu'en mars
1798, on vit reparoître des paroxysmes plus ou
moins forts, qui étoient toujours allégés par
l'éructation. Peu de temps après, le malade eut
une fièvre catarrale, dans la convalescence de
laquelle les attaques reparurent; puis, elles se
dissipèrent par une diarrhée qui survint, ainsi
que par quelques signes précurseurs de goutte
à l'un des pieds. Il alla pendant l'été aux eaux
de Wisbaden, où il n'eut qu'une seule et forte
attaque; mais de retour chez lui, il s'en manifesta d'autres comme auparavant. »

« Au commencement de 1799, la maladie
fut moins pressante, et la douleur au sternum
plus obscure : en juin, les accidens furent si
violens, qu'on craignit pour la vie du malade.
En juillet, il retourna aux bains, où il but
les eaux de Fachinger, en continuant l'usage
des antispasmodiques. Pendant le séjour qu'il
fit aux eaux, il ne fut pas exempt d'attaques,
et en revenant chez lui, il en eut une très-
forte, causée par le plaisir de revoir sa fa-
mille. En octobre, la goutte se fit sentir vivement, et fut accompagnée de fièvre et de
constriction dans la poitrine. Quelques jours
après, l'humeur goutteuse paroissant se porter
à la tête, on appliqua des sangsues au cou,

et on donna de puissans antispasmodiques. Le 51, le malade étant assez bien, apprit une nouvelle fâcheuse, qui renouvela les attaques d'angine de poitrine. Le 1.ᵉʳ novembre, après une mauvaise nuit, il vomit des matières bilieuses mêlées de sang; les vésicatoires aux jambes le soulagèrent, et la valériane, le quina, l'assa fœtida unis à un peu d'aloès, éloignèrent les paroxysmes. »

« Le malade eut, en janvier 1800, un accès qui dura trois heures; on revint aux remèdes précédens, en y ajoutant le *calamus aromaticus*. En mars, il survint une attaque qui se soutint pendant quatre jours avec des nuances dans son degré d'intensité. Dans le cours de cette année, les paroxysmes se renouvelèrent quelquefois. »

« Le malade fut, en janvier 1801, assailli en soupant, par un violent accès qui nécessita une saignée copieuse; le lendemain au soir, il en eut un autre qui ne se termina qu'au bout de cinq heures, et qui fut accompagné de pâleur, de sueur, et d'un froid aux pieds très-grand; comme son pouls étoit plein, et sa vie menacée d'un danger imminent, on lui donna le musc et les fleurs de zinc à grande dose, et on administra des lavemens, qui

produisirent d'abondantes évacuations, dont le
malade fut soulagé. La nuit suivante, il dormit
bien, et le lendemain il jouit d'un bien-être
qu'il conserva jusqu'en janvier 1803, époque à
laquelle on consulta le D.ʳ Tillenius, qui répondit que c'étoit une angine de poitrine produite
par une humeur goutteuse, peut-être par une
bile noire, et par une disposition hémorroïdale.
Il conseilla les eaux de Carlsbad en bain et en
boisson. Il prescrivit des pilules faites avec
le savon de gayac, le lait de soufre mêlé avec
un peu d'huile de sassafras ; des lavemens avec
la menthe poivrée ; la racine de saponaire, les
fleurs d'arnique en infusion dans l'eau des bains,
à laquelle on devoit ajouter de quatre-vingt à
cent gouttes d'eau de laurier-cerise. Il fit purger
tous les huit jours le malade avec le savon de
gayac uni à l'extrait d'aloès, et appliquer, toutes
les six semaines, huit sangsues à l'anus. Il insista
sur l'usage des fortifians, tels que l'extrait de
trèfle de marais, l'huile de pétrole, le vitriol
de mars, la liqueur anodine martiale, et il re-
commanda surtout d'entretenir le cautère, et
d'observer le régime qu'on avoit prescrit. » —
Ici se termine le rapport de cette observation,
de sorte qu'on ignore quel fut, sur la maladie,
l'effet de ces nouveaux remèdes.

XXXe OBSERVATION.

Angine de poitrine précédée d'une affection organique du cœur.

Un homme de lettres, plutôt maigre que gras, jouissant en apparence d'une forte constitution, avoit été sujet, presque dès son enfance, à des affections spasmodiques, qui se manifestoient par un tremblement général, lorsqu'il éprouvoit un mouvement subit de joie, de crainte ou de colère.

Il éprouva, à l'âge de vingt ans, des tremblemens par accès, et de fortes palpitations, dont il fut soulagé, mais non pas guéri, par les bains froids et la résine de quina.

Dix ans après, environ, et à la suite de beaucoup de peines d'esprit, il eut des palpitasions d'un genre différent. Autrefois, les palpitations du cœur étoient fortes et bien senties ; la sensation que produisoient celles-ci, ressembloit à l'effet qu'auroit causé au malade une succession rapide et non interrompue de bulles élastiques qui seroient venues frapper la surface du cœur, en occasionnant des intermittences dans les contractions de cet

organe. Cet état, qui annonçoit quelque affection organique du cœur, s'est soutenu à peu
près le même jusqu'en 1809, c'est-à-dire
pendant trente-six ans. A cette époque, le
malade remarqua qu'en gravissant les rues ou
les chemins montans, sa respiration devenoit
plus fréquente, et qu'il étoit essouflé sans
être précisément oppressé, ce qu'il attribua à
une douleur sourde et angoissante qui se
faisoit sentir en travers de la poitrine, et qui
cessoit dès qu'il ne montoit plus. Après une
promenade en char par un temps froid et
pluvieux, il eut des coliques la nuit suivante.
Deux jours après, il sentit en marchant, même
dans les rues plates, une douleur très-vive
qui barroit la poitrine, et qui correspondoit au
dos à la même hauteur; elle le força à s'arrêter jusqu'à ce qu'elle se fût dissipée. La
marche un peu prolongée, surtout contre le
vent, après que le malade avoit mangé, quelque mouvement brusque, etc., suffirent bientôt
pour faire reparoître cette sensation douloureuse. Il survint la nuit des attaques, beaucoup
plus longues que celles pendant le jour;
« chacune d'elles, » disoit le malade, « s'annonce par une respiration plus fréquente,
mais je n'ai aucune peine à inspirer ni à ex-

pirer, je sens même le besoin de pousser de profonds soupirs. J'ai eu, dans le cours de ma maladie, trois attaques d'oppression, dont la plus longue ne dura pas vingt minutes , mais c'est toute autre chose actuellement à l'invasion du paroxysme; mon pouls s'élève et s'accélère, si je continue à faire du mouvement, l'angoisse augmente, et le pouls devient alors irrégulier et intermittent. Dans les fortes attaques, les deux bras me font mal, surtout le gauche; mais quand elles sont foibles, je ne ressens que la barre au sternum, et un point douloureux dans la partie du dos qui correspond au-dessous de l'épaule droite. Je rends des vents très-bruyans lorsque l'accès tire à sa fin; mais il n'en est pas de même si j'ai la barre. Lorsqu'il m'arrive de me coucher sur le côté gauche en entrant au lit, mon pouls devient à l'instant intermittent, accident que j'éprouve moins souvent et moins fortement si je me couche sur le côté droit; mais après avoir dormi deux ou trois heures, je puis me coucher impunément sur l'un ou l'autre côté. »

« Mon médecin a cru qu'un rhumatisme qui parut à la cuisse droite, puis au bras droit, pouvoit être considéré comme la cause de ma maladie ; cependant je commençois déjà à ressentir la douleur au sternum avant que celle du bras eût diminué, et celle-ci n'a été moins forte, que pendant que j'ai été vivement pressé par celle à la poitrine ; depuis que cette dernière a perdu de son intensité, celle du bras a repris sa première vivacité ; elle s'étend depuis la partie supérieure de l'humérus jusqu'à l'avant-bras. »

« Je dois faire remarquer que j'ai une dartre aux cuisses, qui est restée stationnaire, et que je suis sujet à des hémorroïdes dont le flux a été presque supprimé pendant ma maladie, mais qui a recommencé depuis que je suis mieux. »

On combattit dans le commencement cette maladie par une décoction de valériane et de douce-amère (cette dernière plante a été poussée jusqu'à la dose de deux onces par jour) ; puis, par la poudre de *Dover* unie à la gomme-gayac, par un vésicatoire ambulant sur les parties du corps atteintes par la douleur. Contre les fortes palpitations, on a eu recours au quina et aux antispasmodiques. Mais des pilules de gomme gayac, de kermès minéral, d'alcali volatil concret et d'extrait de douce-amère, à la dose de douze par jour, sont de tous les remèdes employés, celui qui a produit le meilleur effet ; elles purgeoient le malade doucement. Par ce traitement, commencé dans le milieu de décembre, la maladie fut amendée au point que dans le mois de mars de l'année suivante, le malade put se promener lentement sans voir naître d'attaques. Il fit en avril un voyage assez long, sans en trop souffrir, et en juin, il a repris les fonctions de sa place (Professeur-enseignant); il n'a éprouvé depuis une année, que des symptômes obscurs d'angine de poitrine, mais les palpitations subsistent toujours.

Sans prononcer définitivement sur le genre de lésion présumée du cœur, je pencherois à croire que c'est un anévrisme passif de l'oreillette droite (1).

XXXI.ᵉ OBSERVATION.

Angine de poitrine dépendante de l'inflammation du médiastin (2).

« On me demanda, dit Haygarth, le 25 février 1770, pour voir un malade un peu corpulent, âgé de quarante-huit ans, dont le

―――――――

(1) Le malade qui fait le sujet de cette observation, est mort depuis subitement, en montant dans une voiture publique qui devoit le transporter de Montauban à Toulouse.   (Note ajoutée.)

(2) Medical Trans., vol. 3, pag. 37.

cou étoit court, et qui menoit une vie sédentaire. Il ressentoit une douleur si violente
au milieu du sternum, qu'il ne pouvoit retenir ses plaintes ; il étoit dans une agitation
perpétuelle, espérant trouver quelque soulagement en changeant de position. Cette douleur
n'augmentoit ni par la déglutition, l'inspiration, l'action des muscles pectoraux, ni par
la pression sur la partie affectée. Le malade
n'avoit pas de toux, et il me dit que depuis
trois semaines il éprouvoit cette douleur, qu'il
attribuoit à un rhume, ou à ce qu'il avoit pris
plus d'exercice que de coutume. Il ajouta,
que cette douleur cessoit, puis revenoit subitement, et que la marche la provoquoit toujours. Il avoit été sans fièvre jusqu'à la veille
du jour où je le vis, qu'il en avoit eu un accès
violent ; son pouls, très - régulier, battoit
quatre-vingt-seize fois par minute, et sa peau
n'étoit pas plus chaude que dans l'état naturel.
Comme la douleur au sternum ne paroissoit pas
dépendre de la fièvre, qu'elle se montroit et
qu'elle disparoissoit subitement, je considérai
la maladie comme spasmodique, et j'ordonnai
en conséquence une potion appropriée à cet
état, qu'on devoit répéter toutes les deux
heures, jusqu'à ce que la douleur se calmât :

je fis mettre aussi un vésicatoire sur le lieu douloureux. »

« Le lendemain, je vis de bonne heure le malade ; je trouvai son pouls plein et fort, à cent vingt pulsations par minute ; malgré le vésicatoire et les anodins, la douleur se soutenoit d'une manière vive et sans interruption. Je fus alors convaincu qu'elle étoit accompagnée, ou occasionnée par une inflammation dans le médiastin, puisque le siége de la maladie étoit évidemment dans le thorax , et qu'il n'existoit aucun symptôme qui pût faire présumer que les poumons, la trachée, l'œsophage , le péricarde , le cœur ou les muscles de la poitrine fussent affectés. Je fis à l'instant tirer douze onces de sang, qui se trouva couenneux ; je prescrivis une potion avec dix grains de camphre et quinze grains de nitre, à prendre toutes les quatre heures; je conseillai enfin une boisson adoucissante et acidulée très-abondante. Ces remèdes produisirent un soulagement marqué; le malade les continua en y ajoutant, tous les deux ou trois jours, une petite quantité de sel de seignette, et en fort peu de temps la douleur et la fièvre cessèrent entièrement. Le malade recouvra peu à peu sa santé et sa gaieté ; il ne ressentit pendant un certain temps, aucun vestige de sa douleur au sternum, et il reprit bientôt après son train de vie sédentaire; mais ensuite, la douleur se fit apercevoir d'abord obscurément, puis d'une manière plus distincte; elle ne fut cependant jamais assez violente pour le déterminer à faire des remèdes, ou à interrompre ses occupations. »

« Après avoir soupé sobrement et avec gaieté le 4 Juin (quoiqu'il se fût plaint plus d'une fois de sa douleur de poitrine), il se mit au lit entre dix et onze heures; il s'endormit pendant une heure et fut réveillé par une forte oppression, avec des efforts pour vomir, qui furent bientôt suivis d'une difficulté de respirer, telle, qu'on craignit une suffocation mortelle. Il expectora un fluide blanc, épais, d'apparence purulente. Il y avoit à peine une demi-heure qu'il étoit dans cet état, lorsque je le vis : sa respiration étoit très-courte, et accompagnée d'une espèce de râle dont il étoit soulagé lorsqu'il pouvoit rejeter cette matière blanche, qu'il m'assura n'avoir aucun goût. On apercevoit à peine son pouls, et son corps étoit couvert d'une sueur froide. Ses forces s'affoiblirent chaque moment davantage, sa respiration devint de plus en plus laborieuse, et après trois heures d'agonie, il expira. »

« A l'ouverture du cadavre, les poumons, le péricarde et le cœur parurent parfaitement sains; mais en coupant le médiastin, il s'écoula une quantité considérable de fluide épais et blanc, semblable à celui qu'avoit expectoré le malade, et qui paroissoit épanché dans la substance cellulaire interposée entre les lames du médiastin. »

§ 3.

Des maladies qui se rapprochent de l'angine de poitrine.

L'asthme et les lésions organiques du cœur, sont presque les seules maladies dont les symptômes ressemblent plus ou moins à ceux de l'angine de poitrine. Pour en mieux faire ressortir les différences spécifiques, il ne sera pas inutile de présenter ici comparativement les principaux caractères de ces deux genres d'affection.

Cullen a défini l'asthme en ces termes :

Spirandi difficultas per intervalla subiens ; cum angustiæ in pectore sensú, et respiratione cum sibillo strepente ; tussis suß initio paroxysmi difficilis, vel nulla, versùs finem libera, cum sputo muci sæpè copioso.

L'asthme convulsif, qui seul nous intéresse, diffère de l'asthme humide, en ce que l'accès qui survient tout à coup, commence par une douleur ou une crampe dans la poitrine ; les symptômes de l'asthme convulsif sont aussi plus violens que ceux de l'asthme humide, et toujours précédés ou accompagnés de convulsions dans quelque autre partie du corps (1). Sauvages affirme qu'il n'est pas de signe plus certain, que les mouvemens convulsifs (2). Les accès surviennent plutôt la nuit que le jour, et sont annoncés par des malaises ; pendant l'attaque, l'inspiration est très-difficile, l'expiration prompte et rapide : si le malade est couché, il se lève à l'instant; s'il est assis, il s'appuie fortement sur ses mains, pour porter ses épaules plus en arrière ; on voit qu'il a un besoin urgent d'air frais, il ouvre la bouche et les narines pour en absorber une grande quantité ; ses pommettes se colorent ; l'urine est abondante et limpide dans le début du paroxysme, plus chargée et quelquefois sédimenteuse quand il tire à sa fin; sa rémission n'arrive que par degrés, et le sommeil en est ordinairement la suite. Les chaleurs ont une influence marquée sur les attaques, et celles-ci reparoissent quelquefois périodiquement avec les phases de la lune.

Tels sont les traits constans et essentiels de

____

(1) Elémens de médecine pratique de Cullen, traduits par M.ʳ Bosquillon, tome 2, page 176.

(2) Nosologie méthodique par Boissier de Sauvages, tome 4, pag. 385.

l'asthme convulsif, maladie dont Willis ne suppose pas le siége dans les poumons, mais dans les nerfs des muscles de la poitrine (1).

D'après ce court exposé, il n'est guère possible de confondre l'angine de poitrine avec l'asthme convulsif.

Je n'établirai pas le parallèle de l'angine de poitrine avec la syncope, le catarre suffoquant, l'inflammation de la plèvre et des poumons, le cancer de l'œsophage, etc., parce que je ne crois pas qu'un praticien puisse errer au point de prendre aucune de ces maladies pour l'angine de poitrine, et que je ne veux pas, d'ailleurs, surcharger ce Mémoire de citations, déjà trop multipliées (2). Il ne me reste donc qu'à

---

(1) Willis, *de morbis convulsis.*

(2) Je ne puis cependant passer sous silence le cas suivant, qui nous a été transmis par Heberden (1), et qui, plus que toute autre maladie peut-être, simule l'angine de poitrine.

« Un homme, âgé de soixante ans, commença à ressentir en marchant une sensation désagréable dans le bras gauche, qu'il n'éprouvoit jamais en voiture. Après avoir duré dix ans, elle parut dans la nuit, deux à trois fois par semaine ; le malade étoit alors

---

(1) Commentaries on the history and cure of diseases by Wm Heberden. Cap. 70, pag. 362.

examiner les rapports qui existent entre les lésions organiques du cœur et l'angine de poitrine.

Les anévrismes du cœur, qu'ils affectent un seul ou tous les deux ventricules, que les oreillettes participent ou non à cette dilatation contre nature, offrent un appareil de symptômes d'autant plus prononcés, que la maladie est plus ancienne. Ces symptômes, liés aux phénomènes de la circulation et de la respiration, ont été si bien exposés par M.ᵣ Corvisart, que je ne puis mieux faire que d'en présenter, d'après lui, le tableau (1).

Cet auteur a considéré dans la marche des lésions organiques du cœur, plusieurs périodes distinctes par des degrés différens dans la gra-

---

obligé de s'asseoir sur son lit pendant une heure ou deux, et d'attendre que la douleur eût assez diminué pour lui permettre de se coucher. Sous tous les rapports, sa santé étoit fort bonne; il a toujours joui d'une constitution vigoureuse, et sa poitrine n'a jamais été affectée. »

« Cette maladie, son siége excepté, ressembloit tout-à-fait à l'angine de poitrine, augmentant comme elle par degrés, avec des attaques du même genre, provoquées ou dissipées par les mêmes causes. »

« Ce malade mourut subitement sans agonie, à l'âge de soixante et quinze ans. »

(1) Essai sur les maladies organiques du cœur.

vité des symptômes, ou par l'apparition de quelques indices particuliers, et il a développé les signes propres à chacune de ces périodes. Cette manière de traiter le sujet est d'autant plus heureuse, qu'elle offre un moyen sûr et facile de comparer entr'elles les diverses périodes de l'angine de poitrine avec celles des lésions organiques du cœur.

« Dans le premier degré des anévrismes, dit M.ʳ Corvisart, la figure, assez habituellement animée, présente fréquemment une coloration vive et passagère, avec sentiment de chaleur ; et quoique la percussion n'indique encore aucune dilatation contre nature, il y a souvent un sentiment douloureux dans la région du cœur. »

« Le malade éprouve des étourdissemens fréquens, des éblouissemens ; il sent des vapeurs chaudes qui semblent monter de la poitrine vers la tête ; il est triste, impatient et irascible. Les céphalalgies sont ordinairement fréquentes et opiniâtres. Les palpitations du cœur sont plus ou moins vives et fréquentes ; les battemens du cœur se font sentir dans leur lieu naturel ; le pouls est ordinairement très-développé, fort ou foible, dur ou mou, suivant le genre de la maladie ; régulier quand l'anévrisme est simple ; irrégulier et variable à l'infini quand il est compliqué. »

« La respiration est haute, courte, et le moindre exercice cause un essouflement accablant ; de temps en temps le malade est forcé, pour respirer plus facilement, de suspendre sa marche, surtout lorsqu'il monte un escalier ; et il a une disposition singulière à contracter des rhumes qui durent plusieurs mois ; la toux, pendant ces indispositions, est vive, sèche, et vient quelquefois par accès ; l'expectoration est toujours difficile, peu abondante, et la matière rejetée est visqueuse, par fois striée de sang. Les facultés digestives semblent prendre une activité plus grande que dans l'état naturel ; quelques malades sont continuellement tourmentés par la faim ; l'état ordinaire du ventre est une constipation soutenue ; les urines sont rouges, briquetées et sédimenteuses. »

« Au deuxième degré des anévrismes (de ceux, bien entendu, qui se développent lentement), la figure devient bouffie, les joues et les lèvres sont plus colorées ; le malade maigrit, les extrémités inférieures enflent un peu pendant le jour ; la percussion ne résonne pas dans la région du cœur ; les étourdissemens bien plus fréquens sont quelquefois suivis de lipothymies ; il y a un sentiment de constriction violente et spasmodique vers la gorge ; l'instant où le malade veut s'abandonner au sommeil, est celui où il tombe en foiblesse ; s'il s'endort, il est réveillé en sursaut plusieurs fois pendant la nuit par des rêves effrayans. »

« Les palpitations sont plus fortes et plus fréquentes ; les battemens du cœur se font sentir quelquefois dans un espace plus étendu, souvent même vers le côté droit de la poitrine et dans la région épigastrique. »

« L'acte de la respiration est devenu extrêmement gêné ; le malade fait de longues inspirations qu'il renouvelle incessamment ; il ne peut respirer dans la position horizontale, et ne peut monter trois ou quatre degrés de suite, sans qu'un essouflement extrême ne le force à s'arrêter promptement ; la toux est forte, fréquente, et l'expectoration quelquefois abondante, visqueuse et souvent sanguinolente. »

« Les digestions sont dérangées ; lorsque la toux est violente, elle provoque des vomissemens et des douleurs d'estomac ; à la constipation succède un dévoiement, pour l'ordinaire assez abondant et toujours fatigant. »

« Lorsque l'anévrisme est parvenu à son

troisième degré, le visage est plus bouffi; les lèvres, les joues, le nez sont bleuâtres, violets, livides; les paupières sont œdémateuses; chez quelques individus, cette bouffissure de la face disparoît tout-à-coup, pour être remplacée par une maigreur particulière; les tégumens de la poitrine étant infiltrés, rendent les résultats de la percussion du thorax plus incertains, le son transmis est sourd et obscur. Il survient de temps en temps du délire pendant la nuit; le malade est très-abattu et ne se meut qu'avec peine; ses sens sont émoussés; il ne peut garder un instant de repos, et l'anxiété qu'il éprouve est si grande, qu'elle le porte au désespoir. »

« Quelquefois, à cette période de la maladie, les battemens du cœur disparoissent presque complétement : en appliquant la main sur la région de cet organe, à peine sent-on un bruissement étendu, ou un tumulte obscur et profond qui ne ressemble en rien aux palpitations ordinaires; le pouls est petit, fréquent, inégal, intermittent, insensible et comme linéaire; les veines du col sont gonflées. »

« La suffocation devient à chaque instant plus imminente : toutes les inspirations forcées que fait le malade sont vaines et difficiles; la toux est sèche et comme convulsive; l'expectoration amène souvent du sang pur, caillé, noir et comme charbonné; d'autres fois, mais rarement, ces crachats sont puriformes et comme purulens. »

« L'appétit est nul ; les facultés digestives paroissent anéanties ; les selles sont fréquentes et séreuses chez quelques-uns, tandis que chez d'autres, il existe une constipation opiniâtre. »

« Les urines sont épaisses, sédimenteuses et en petite quantité ; la diathèse séreuse est générale, et la mort vient enfin terminer cette cruelle maladie d'une manière lente et insensible. Mais lorsque l'individu meurt au second degré de la maladie, c'est presque toujours promptement ou subitement, souvent l'on est surpris de le trouver mort, un instant après l'avoir perdu de vue. »

D'après ce tableau des symptômes des lésions organiques du cœur, il n'est aucun praticien qui ne puisse sentir, au premier aperçu, le peu de rapports qu'il y a entre ce genre d'affections, et l'angine de poitrine essentielle ; aussi me dispenserai-je de pousser la comparaison plus loin, et d'opposer symptôme à symptôme. Je terminerai ce qui concerne l'histoire des angines de poitrine compliquées, par l'exposé d'un cas assez équivoque, pour avoir tenu le diagnostique en suspens, entre une lésion organique du cœur et une angine de poitrine masquée par des symptômes particuliers.

XXXII.ᵉ OBSERVATION.

Un de mes confrères eut la complaisance d'amener chez moi une femme qu'il soupçonnoit atteinte d'une angine de poitrine. Elle étoit âgée de trente-trois ans, de taille moyenne, très-maigre, et jusqu'à l'époque de sa dernière grossesse, qui datoit de 1805, elle avoit joui d'une fort bonne santé. Au cinquième mois de cette grossesse, elle eut une hémoptysie abondante, qu'on calma par une saignée et des remèdes convenables. Elle en eut une seconde moindre, environ une heure après son accouchement, qui céda à l'ipécacuanha. Depuis ce moment, il survint un peu de toux, et la malade perdit insensiblement une partie de son embonpoint. Voici les détails ultérieurs qu'elle me donna sur sa maladie.

« En août 1807, après une longue course à pied, je ressentis pour la première fois une douleur entre les épaules, qui me serra le milieu de la poitrine et qui se dissipa par le repos. Cette douleur, foible dans l'origine, s'est accrue au point que je ne puis faire aucun mouvement soutenu sans la ressentir; elle me cause de la gêne dans la respiration, et elle accélère les battemens de mon cœur. Je dors bien; je mange bien; mes fonctions se font à merveille; je suis réglée régulièrement et aussi abondamment qu'à l'ordinaire, et je n'ai eu ni rhumatisme, ni goutte, ni hémorroïdes, ni aucune humeur cutanée. Dès que je prends à présent de l'exercice, je commence à éprouver une douleur entre les épaules, qui se fait sentir ensuite comme une barre en travers de la poitrine, et qui de là, s'étend le long des deux bras jusqu'aux bouts des doigts, en me causant dans ces parties une angoisse fort désagréable, qu'il m'est impossible de décrire. Les sensations pénibles qui en sont la suite m'obligent à m'arrêter, et quelques minutes d'immobilité suffisent pour les faire disparoître. Si je marche contre le vent, si je porte un fardeau quelconque en marchant, le mal arrive plus promptement et m'oblige à m'arrêter plus souvent. Dans la nuit, je n'ai jamais eu d'attaques de ce genre; les peines morales ne m'ont jamais causé aucune sensation semblable, et je pourrois, à ce que je crois, m'y soustraire com-

plétement, si je savois être plus tranquille.
Quoique j'aie toussé depuis mon accouchement, j'en suis peu incommodée, mais après
les attaques, je tousse bien davantage et je
crache beaucoup de matières glaireuses, comme
des blancs d'œufs battus; enfin, je puis me
coucher indistinctement sur les deux côtés sans
que cela me gêne. »

Je présumai, d'après ce rapport, que la
maladie dépendoit d'une affection organique
du cœur : pour m'en convaincre, je tâtai d'a-
bords le pouls, que je trouvai à 82 pulsations,
sans intermittence ni irrégularité. Je priai ensuite la malade de descendre et de monter
rapidement mon escalier. En mettant alors la
main sur la région du cœur, je reconnus que
ses contractions étoient alternativement fortes
et foibles, qu'elles se faisoient surtout sentir
depuis la troisième côte jusques près du cartilage xyphoïde, et que leur nombre étoit de
cent quarante par minute; je présumai, d'après
cela, que la maladie dépendoit d'une dilatation de l'oreillette droite, des veines caves à
leur sinus, et peut-être du ventricule droit;
en un mot, que ce n'étoit pas une angine de
poitrine, quoiqu'elle en eût présenté plusieurs
des symptômes.

Je terminerai cet article, en empruntant de Wichmann les traits les plus saillans de la comparaison qu'il a faite du polype du cœur avec l'angine de poitrine (1).

« Dans le début du polype du cœur, on est saisi à la suite d'un exercice forcé d'une courte haleine; mais on ne tombe pas autant dans l'état d'une suffocation subite, et on ne perd pas autant la respiration, marchant en plaine, comme dans l'angine de poitrine. Outre cela, on a communément dans le polype du cœur de fortes palpitations, qui n'ont jamais lieu dans les plus grandes attaques de l'angine de poitrine. »

« Dans le polype du cœur, l'angoisse et la gêne dans la respiration ne se terminent pas promptement lorsque le malade cesse de marcher, elles durent ordinairement des heures, et fréquemment, elles exigent la saignée. »

« Lorsque le polype du cœur est ancien, la respiration dans l'accès est extrêmement laborieuse, quoique lente plus que précipitée; la poitrine s'élève dans chaque inspiration d'une

____

(1) Journal général de médecine, chirurgie, etc., tome 39.

Voyez aussi Bibliothèque Germanique par MM. De la Roche et Brewer, tome 2, pag. 226—242.]

manière extraordinaire, mais lorsque le malade s'asseoit penché en avant, cela n'est pas aussi évident. »

« Le malade atteint du polype du cœur fait ouvrir les fenêtres pour respirer l'air frais dont il sent le besoin. »

« Celui qui est attaqué d'un polype au cœur, n'éprouve aucune autre sensation douloureuse dans tout le corps ; elle est concentrée dans la région précordiale. Il ne peut se coucher, et dort presque assis dans son lit. »

« Le pouls, dans le polype du cœur, est hors de l'attaque, rarement régulier, et dans le paroxysme, toujours inégal, rémittent et agité. »

« Une mort lente et misérable, accompagnée d'angoisses effroyables, vient terminer les jours de celui qui a un polype au cœur, ce qui n'arrive pas dans l'angine de poitrine. »

CLASSIFICATION DE L'ANGINE DE POITRINE.

Je range dans la classe *des Névroses*, l'angine de poitrine, guidé par les mêmes considérations qui ont porté Heberden et Mr Pinel à l'y placer, savoir :

Les attaques et leur terminaison, ont lieu d'une manière soudaine.

On a de longs intervalles de parfaite santé.

Les attaques sont surtout déterminées par les inquiétudes d'esprit, les passions et le mouvement.

La maladie peut continuer plusieurs années sans altérer matériellement la santé.

Les attaques sont rarement provoquées par un exercice passif.

Pendant la durée du paroxysme, le pouls n'est presque pas accéléré.

Les attaques paroissent souvent après le premier sommeil.

La non oxigénation du sang annonce évidemment l'influence nerveuse.

Note sur quelques auteurs anciens et
modernes qui ont parlé de l'angine
de poitrine, et dont les noms, les
ouvrages ou les passages qui y ont
rapport, n'ont pas encore été mentionnés dans le cours de ce Mémoire.

§ 1. *Auteurs anciens.*

Comme Parry et Heberden, j'ai fait quelques recherches pour découvrir si l'on trouvoit
chez les Médecins de l'antiquité des indices
tant soit peu certains, qu'ils eussent eu connoissance de l'angine de poitrine, à laquelle
les hommes de tout temps ont dû être exposés:
mais mes perquisitions n'ont pas été fructueuses :

La-citation suivante se trouve dans Cœlius
Aurelianus :

*Erasistratus memorat paralyseos genus
et paradoxon appellat, quo ambulantes repentè sistuntur, ut ambulare non possint, et
tum rursùs ambulare sinuntur* (1).

Parry, d'après la suggestion d'un de ses confrères, a rapporté à l'angine de poitrine, la des-

---

(1) Chron., Lib. 2, C. 1, p. 101.

*

cription qu'a fait Sénèque de sa maladie (1).

Longum mihi commeatum dederat mala valetudo : Repentè me invasit. Quo genere? inquis. — Uni tamen morbo quasi assignatus sum : Quem quare Græco nomine appellem nescio : satis enim aptè dici suspirium potest. Brevis autem valdè, et procellæ similis, impetus est : intra horam ferè desinit. — Omnia corporis aut incommoda, aut pericula, per me transierunt : nullum mihi videtur molestius. Quidni? aliud enim quidquid est, ægrotare est : Hoc est animam agere. — Ego verò et in ipsá suffocatione, non desii cogitationibus lœtis ac fortibus acquiescere. Quid hoc est? inquam, etc. — His et hujusmodi exhortationibus tacitis (nam verbis locus non erat) alloqui me non desii : deinde paulatim suspirium illud, quod esse jam anhelitus cœperat, intervalla majora fecit, et retardatum est, ac remansit. Nec adhuc, quamvis desierit, ex naturá fluit spiritus : sentio hœsitationem quamdam ejus, et moram. Quomodo volet, dummodò non ex animo suspirem.

---

(1) Seneca Lipsii, pag. 474, 475, apud Parry, ouvr. cité, pag. 34 et 35.

§ 2. *Auteurs modernes.*

Dans l'abrégé chronologique de l'histoire de France par de Mézeray, année 1599, on lit l'anecdote suivante :

« Le lecteur n'aura pas désagréable que je lui rapporte ici trois choses fort rares, que l'on remarqua cette année en trois personnes. L'une fut celle de Gaspard de Schomberg, qui avoit servi très-utilement le roi dans les armées et dans les négociations. Il étoit travaillé de fois à autre d'une grande difficulté de respirer. Un jour, comme il revenoit de Conflans à Paris, étant près de la porte Saint-Antoine, il fut saisi tout d'un coup de ce mal, et perdit la respiration et la vie. Les chirurgiens qui l'ouvrirent pour en reconnoître la cause, trouvèrent que la partie du côté gauche de cette membrane, qu'on nomme le péricarde, qui enveloppe le cœur et sert comme de soufflet pour le rafraîchir, étoit devenue osseuse. »

Les consultations d'Hoffmann présentent un grand nombre de cas qu'on pourroit prendre, sinon pour de vraies angines de poitrine, au moins pour des angines de poitrine compliquées. Je vais citer les plus remarquables.

De asthmate spasmodico cum tumore testis sinistri. Tom. 1, Sect. 2, Cas. 92.

De asthmate spasmodico, convulsivo, Cas 90. Ce cas-ci est bien voisin de l'angine de poitrine essentielle.

De asthmate spasmodico et hypocondriaco, Cas 91.

Le cas du n.° 85, est trop bien caractérisé pour ne pas le rapporter.

Vir quidam septuagenarius, sanguineæ constitutionis, et neque tamen minùs, aliquot abhinc annis de dolore tensivo atque gravativo, a scrobiculo cordis per sterni tractum ascendente, ac præcordiorum anxietate spirandique difficultate stipato conqueri cœpit. Ingravescunt hæc symptomata potissimùm sub quocumque corporis motu; si nimirùm obambulet æger, vel scalas ascendat, vel etiam vestes induat, adeó ut sæpiùs penitùs inter ipsum motum ab illo abstinere teneatur; et hinc quietus, ab eo symptomate prorsùs immunis sit. Neque minus post cibos flatulentos assumptos, vel potam cerevisiam insignis constrictio atque dolor circà ventriculum atque pectus percipitur, et non nisi eructatio ructibus allevatur.

Les cas suivans, insérés dans l'ouvrage de

Morgagni *De sedibus et causis morborum*, nous ont paru ressembler le mieux à l'angine de poitrine.

Epist. IV, art. 22. Epist. XVI, art. 43. Epist. XVIII, art. 2, 8, 14. Epist. XXIII, art. 8. Epist. XXIV, art. 13, 16. Epist. XXVI, art. 17, 21, 31.

Elsner, outre ce que nous avons déjà cité de lui, a publié deux observations très-détaillées sur l'angine de poitrine?, dont voici le sommaire:

Une jeune dame souffroit depuis son enfance, de douleurs dans les membres; à l'âge de onze ans, on vit paroître des symptômes fort équivoques d'angine de poitrine, qui se dissipèrent après l'âge de puberté, lorsqu'on eut ouvert un cautère.

Des symptômes assez semblables à ceux de l'angine de poitrine se développèrent chez un voiturier; ils étoient accompagnés d'intermittence dans le pouls, de vertiges, et d'une éructation abondante avant les attaques, sans douleurs dans les bras. Six mois après, il survint des coliques, des épreintes, du dévoiement, (les matières alvines tantôt sans couleur, d'autres fois aussi noires qu'elles le sont dans le mélœna,) des transpirations abondantes, des défaillances, de la dysurie, des douleurs dans le rectum .... etc. , accidens trop étrangers à l'angine de poitrine, pour devoir en suivre plus loin l'énumération, qui, d'ailleurs, est fort longue.

Hill, dans le n.º 17 du *medical and physical Journal*, rapporte le cas d'une femme âgée de trente-trois ans, qui fut guérie d'une angine de poitrine compliquée d'accidens nerveux, de cochemar, d'un pouls foible, irrégulier, et d'une éructation abondante pendant les attaques.

Patterson, dans le même numéro du même Journal, a fait un exposé succinct d'un cas d'angine de poitrine survenu à un homme âgé de 68 ans ; la maladie fut compliquée d'un sentiment de suffocation, d'étranglement, et d'un pouls inégal, lent et très - intermittent. Le malade mourut, mais on ne fit pas l'ouverture du cadavre.

Hamilton a consigné dans le 9.ᵉ vol.º des *Medical Commentaries*, pag. 307, une observation sous le nom d'angine de poitrine, qui, d'après la remarque de Parry, semble n'être qu'un asthme spasmodique violent.

Dans le 15.º vol.º des *Medical Commentaries*, pag. 373, Edouard Alexander a publié l'histoire d'une angine de poitrine compliquée d'une affection des poumons. Chez ce malade, le pouls entre les paroxysmes étoit fréquent et foible, il battoit 100 pulsations par minute. Cette maladie fut guérie par la solution arsenicale de Fowler.

Dans le 1.er vol., pag. 306 *of the Medical society of London*, le Dr Johnstone a donné l'histoire de la maladie de J. Simkins. Cet homme, âgé de cinquante ans, d'une constitution robuste, se plaignoit, pendant les attaques, d'une douleur aiguë située sous la partie moyenne du sternum, qui s'étendoit aux poignets et jusqu'aux bouts des doigts, et qui lui faisoit éprouver une sensation semblable à celle d'un choc électrique. Cette douleur étoit accompagnée de violentes palpitations, et de gêne dans la respiration. Les paroxysmes se répétoient fréquemment pendant la journée, et duroient quelquefois une heure et demie.

A la page 238 du même volume du même ouvrage, est une autre observation d'angine de poitrine par le Dr Hooper, qui, à mon avis, eût été mieux désignée sous le titre *d'hydropisie du péricarde*: à l'ouverture du cadavre, on trouva le sang dans les poumons et le cœur, tout-à-fait fluide, et de couleur veineuse.

Dans le 3.ᵉ vol.ᵉ du même Recueil, pag. 58o, on lit la description de l'angine de poitrine dont S. Newman fut attaqué. Cet homme, âgé de trente-cinq ans, d'une constitution délicate, ressentoit de temps à autre, depuis près d'une année, une douleur violente qui passoit du sternum aux deux bras, avec la sensation d'une constriction insupportable dans la poitrine ; de la gêne dans la respiration, un sentiment de suffocation, beaucoup d'anxiété, de l'insomnie, des palpitations et de l'irrégularité dans le pouls. Cette maladie fut, dit-on, guérie par l'usage du vitriol blanc ; mais si on doit la ranger parmi les angines de poitrine, c'est sans doute parmi celles qui admettent des complications.

Les Annales de médecine de Duncan, pour l'année 1801, contiennent un cas d'angine peu instructif, puisque la maladie ne fut observée que pendant quelques jours.

Le 23.ᵉ volume du Journal d'Hufeland, renferme une observation d'angine de poitrine par le D.ʳ Jahn, dont le sujet étoit une femme âgée de vingt ans, malade par suite d'une métastase laiteuse sur les poumons ! L'exposé des symptômes fait bientôt reconnoître que la maladie en question a été mal à propos qualifiée d'angine de poitrine.

L'observation de M.ʳ Des Granges, insérée dans le 2.ᵈ volume du Journal de médecine de Paris, pourroit être rangée parmi les cas d'angine de poitrine compliquée d'un rétrécissement de l'œsophage?

M.ʳ le Prof.ʳ Baumes a consigné dans le 12.ᵉ volume des annales de la Société de médecine de Montpellier, une observation concise sur un cas d'angine de poitrine, suivi d'une mort subite sans autopsie cadavérique.

M.ʳ Desportes a présenté, dans son Traité sur l'angine de poitrine, trois observations qui lui sont propres ; j'ai déjà émis mon opinion sur la seconde de cet auteur (1) ; la neuvième ne peut être regardée que comme une angine symptomatique, dépendante de l'inflammation des poumons, et la dix - septième, offre une complication d'anévrisme de l'aorte ; elle est de plus entée sur une affection des poumons.

---

(1) Voyez page 94 de ce Mémoire.

FIN DU MÉMOIRE.

APPENDICE.

Le D.ʳ J. Blackall, médecin de l'hôpital de la ville d'Exeter et du Comté de Devon en Angleterre, dans un ouvrage qu'il vient de publier *sur la nature et le traitement des hydropisies* (1), y a joint un supplément sur l'angine de poitrine, où il donne l'histoire de quatre cas bien décidés de cette maladie, accompagnés de l'ouverture des cadavres, avec des remarques sur la maladie elle-même, qui ne sont nullement dénuées d'intérêt. Nous ne craignons pas d'alonger notre Mémoire, en donnant ici la traduction d'une partie de ce supplément, puisque nous ne faisons en cela que de suivre l'esprit du Programme de la Société de médecine de Paris (2). Nous

------

(1) Observations on the nature and cure of Dropsies, to which is added an Appendix, containing several cases of angina pectoris, with dissections, by John Blackall, M. D. London, 1813.

(2) « Donner la description de la maladie désignée, surtout par les médecins anglais, sous le nom d'angine de poitrine (angor pectoris, angina pectoris). » Voyez Introd., p. 7.

croyons même convenable pour la littérature médicale française, de mettre, autant qu'il nous est possible, ce Mémoire au niveau des connoissances du jour.

1.ᵉʳ CAS (1).

« J. S., âgé de 64 ans, robuste, le cou gros et court, assez actif, n'avoit été sujet à aucune maladie particulière pendant la première partie de sa vie. Huit ans, environ, avant sa mort, il fut mis en prison pour dette; il y resta quelque temps, et, bientôt après en être sorti, il ressentit une douleur dans la partie inférieure du sternum, qui se portoit sur la poitrine, d'où elle filoit le long des bras jusqu'aux doigts; cette douleur étoit accompagnée de beaucoup de gêne pour respirer. Tout ce malaise s'en alloit, après quelques minutes, et ce qu'il en restoit étoit si peu de chose, qu'on n'y faisoit aucune attention; on l'attribuoit au rhumatisme. Pendant six ans, les attaques augmentèrent par degrés, jusqu'à

____

(1) Communiqué à l'Auteur par feu M. le D.ʳ Parr, auquel il se présenta dans l'année 1774, c'est-à-dire six ans après la publication du premier Mémoire du D.ʳ Heberden.

devenir très-fortes ; elles survenoient surtout en marchant, mais elles disparoissoient après quelques minutes de repos. Quelques mois plus tard, elles réveillèrent le malade dans le milieu de la nuit, et enfin, elles furent provoquées par le moindre mouvement. Il se joignit aux symptômes déjà mentionnés, de l'engourdissement dans les doigts; l'estomac enfloit aussi pendant l'attaque, et le malade sentoit une douleur violente au cœur. Les paroxysmes revenoient irrégulièrement, la saison ne sembloit pas influer sur leur retour. L'exercice du cheval, comme celui de la marche, les excitoit occasionnellement, de même que les efforts en allant à la selle. »

« Comme la maladie paroissoit être ce que le D.ʳ Heberden avoit appelé *angine de poitrine*, on donna vingt-cinq gouttes de laudanum le soir en allant au lit, et lors d'un paroxysme, quelques gouttes nervines (*nervous*), dans la composition desquelles entroient le laudanum, la teinture de castor, et l'esprit volatil aromatique. Pour remédier à la constipation, et faire écouler la sérosité qui paroissoit s'accumuler dans la poitrine, on prescrivit la crème de tartre en doses assez fortes. Les accès, par ce traitement, diminuèrent de force, de fréquence et de durée. La crême de tartre, cependant, perdit bientôt son effet, et on y substitua des pilules faites avec parties égales d'aloès et de savon. On appliqua aussi un vésicatoire sur la partie du sternum par où débutoit l'accès; ce remède parut transporter du sternum au milieu du muscle biceps, le premier siége de l'attaque, mais non pas pour long-temps, car il se porta bientôt après, à la partie supérieure du sternum, précisément sous les clavicules. Le cuivre étant à cette époque un remède à la mode dans les attaques nerveuses, on donna trois fois par jour, un grain de cuivre ammoniacal. Pendant les trois premiers jours que le malade fit usage de ce médicament, il n'eut pas d'attaque; ce qui ne lui étoit pas arrivé depuis trois ans. Les paroxysmes reparurent cependant, et continuèrent jusqu'à l'époque de sa mort, qui le frappa à la fin soudainement. »

« On trouva, à l'ouverture du cadavre, la glande thyroïde très-développée par de l'air contenu, en apparence, dans le tissu cellulaire. Les poumons adhéroient à la plèvre, dans le voisinage du sternum, et ne s'affaissèrent point étant exposés à l'air. Le tissu en étoit sain, mais on trouva dans les bronches environ trois pintes d'un fluide sanguinolent d'une couleur foncée. Les cavités de la poitrine renfermoient deux pintes de sérosité. La crosse de l'aorte étoit au moins deux fois plus grosse qu'elle n'a coutume d'être, et abondamment parsemée de points d'ossification. Les valvules sémilunaires-aortiques, étoient à peu près fermées, et les interstices entre leurs bords et l'artère, étoient remplis de petites pièces osseuses diversement configurées. Il y en avoit aussi de disséminées dans la substance musculaire du cœur, dont les colonnes charnues étoient singulièrement durcies. Les artères qui prennent naissance de l'aorte étoient un peu plus développées qu'à l'ordinaire. »

2.ᵉ CAS.

« Guillaume Duffell, marin, âgé de 65 ans, d'une constitution robuste, la poitrine très-ouverte, fut admis à l'hôpital d'Exeter et de Devon, dans le mois de septembre 1798. »

Le malade étoit sujet à de très fortes attaques de douleur dans la région du cœur, avec une anxiété des plus effrayantes, et un sentiment de défaillance. L'exercice le plus léger provoquoit les paroxysmes, qui l'obligeoient, pendant leur durée, à rester quelques minutes dans

la plus parfaite immobilité; la douleur se portoit ensuite à l'épaule et sur la clavicule du
côté gauche, sans jamais descendre dans l'un
ou l'autre des bras; le malade devenoit dès-
lors tranquille, et l'éructation qui accompagnoit
toujours l'accès, procuroit, jusqu'à un certain
point, du soulagement. »

« Duffell n'avoit, hors des attaques, aucun
malaise; il se couchoit dans le lit sur l'un ou
l'autre des cotés, sans éprouver le moindre
degré d'orthopnée, et il pouvoit, sans gêne,
faire une inspiration assez profonde. Son pouls,
qui battoit à l'ordinaire quatre-vingt fois par
minute, étoit vif et serré. »

« Le malade avoit beaucoup souffert autrefois
du rhumatisme : lors de son admission à l'hôpital,
il y avoit huit mois qu'il avoit ressenti les premières attaques de sa maladie actuelle, qui se
manifesta d'une manière subite et violente,
avec un symptôme qui disparut presque en
entier à mesure que la maladie faisoit des progrès, savoir *des accès de suffocation*, comme
il les appeloit, qui survenoient après son premier sommeil, et dont il n'étoit soulagé qu'en
se mettant à une fenêtre ouverte. »

« Je ne prescrivis à ce malade d'autres remèdes importans, que l'établissement d'un cau-

tère à la partie interne de la cuisse. Il n'y avoit que quelques jours qu'il étoit à l'hôpital, lorsque par le simple effort de mettre son habit sans être aidé, il lui survint un paroxysme très-violent, qui dura à peu près une heure, et pendant lequel je le vis. Son visage étoit have, et fort contracté. La respiration, quoique certainement pas plus rapide qu'à l'ordinaire, ne s'exécutoit qu'avec beaucoup de peine et d'anxiété, le pouls étoit très-foible et intermittent; les facultés intellectuelles n'avoient point souffert. Le malade rendoit par la bouche, et continuellement, des vents très-forts, qu'il cherchoit à exciter, parce qu'il en éprouvoit du soulagement. Il se remit de cette attaque, mais deux ou trois heures après, en faisant un très-léger effort, il tomba et expira d'une manière instantanée. »

« Le cadavre fut ouvert le jour suivant. On trouva les viscères de l'abdomen sains et dans un état naturel, à l'exception des intestins qui étoient plus distendus par des gas que de coutume; la plupart des cartilages des côtes étoient ossifiés; la surface externe du péricarde, et tout le médiastin antérieur, étoient en quelque sorte surchargés de graisse; il n'y avoit qu'une petite quantité de sérosité trouble dans la cavité du péricarde; la surface de l'aorte, jusqu'à la distance d'environ un pouce du cœur, étoit légèrement enflammée; on découvrit quelques petites ossifications dans les valvules des deux ventricules, et la substance musculaire du cœur étoit singulièrement flasque et mollasse. Les valvules sémi-lunaires aortiques étoient saines, à l'exception de deux petits points d'ossification; mais l'aorte elle-même, à partir du cœur jusqu'au diaphragme, étoit épaissie et dilatée; ridée et rugueuse sur sa membrane interne, avec plusieurs ossifications entre celles-ci et la tunique musculaire. Il y avoit, à peu de distance des valvules sémi-lunaires, un dépôt de matière osseuse plus considérable que dans aucun autre endroit, et une ulcération commençante de la tunique interne qui correspondoit aux traces de l'inflammation ci-dessus indiquée, sur la surface externe de l'aorte. Il n'y avoit pas plus de sérosité qu'à l'ordinaire dans les cavités de la poitrine; les poumons étoient sains, mais un peu engorgés de sang, et liés à la plèvre costale par des adhérences fort étendues. »

« Ce cas se présenta à moi (le D.ʳ Blackall) avant la publication de l'ouvrage très-intéressant du D.ʳ Parry, sur la syncope angineuse, ce qui fit qu'on n'examina point avec attention les artères coronaires. »

3.e C A S.

L'observation qu'on va lire se présenta à moi pendant que j'étois à Totnes, comté de Devon, dans le printemps de l'année 1807.

« Pierre Bastoe, âgé de 60 ans, fluet, la poitrine étroite, un peu intempérant dans sa manière de vivre, et sujet au rhumatisme, commença à ressentir, un peu plus de douze mois avant sa mort, des attaques de douleur au creux de l'estomac, lesquelles, au bout de quelques minutes, passoient entre les épaules, et de là, dans chacun des bras jusqu'aux coudes. Il éprouvoit, de plus, un malaise très-grand, qui se portoit sur la vessie, et qui étoit accompagné d'un besoin pénible et irrésistible d'uriner. Les paroxysmes, dans le commencement, étoient occasionnés en montant une colline, et ensuite, par la moindre fatigue de corps et d'esprit, comme par un excès de table. Les accès devinrent plus fréquens, à mesure que la maladie fit des progrès ; les causes les plus légères les excitoient ; ils attaquèrent enfin occasion-nellement le malade dans son lit, après son premier sommeil. Il étoit alors obligé de se lever, et la strangurie devenoit tout-à-fait inquiétante. Une fois, il eut une attaque qui dura deux heures, pour avoir beaucoup mangé à son souper; il fut pendant ce temps-là tout-à-fait insensible. Sa respiration étoit lente, presque suspendue; son pouls extrêmement foible, intermittent, et les urines couloient involontairement. Le jour suivant, il éprouva beaucoup de langueur, de foiblesse, et il eut un peu de toux, accident auquel il n'étoit pas sujet. Des palpitations, et un pouls bondissant, présageoient, en général, une forte attaque pour la nuit suivante; mais, pendant la durée du paroxysme, il n'éprouvoit rien de semblable. »

« Le pouls hors des attaques battoit quatre-vingt fois par minute, et il n'y avoit rien de remarquable dans le battement de l'artére. Le malade se tenoit aisément couché dans le lit, et indifféremment sur l'un ou l'autre côté; mais deux mois avant sa mort, il préféroit reposer sur le côté droit. Il éprouvoit si peu de dyspnée, que jusqu'au dernier moment, il continua à jouer du basson dans des concerts publics. La douleur dans les bras fut d'abord très-prononcée, mais elle s'étendit moins, et diminua plutôt de force, à mesure que le mal faisoit des progrès. Le malade ne me dit point qu'il eût jamais été sujet dans sa jeunesse à quelque rétrécissement du canal de l'urètre ; et, après l'avoir questionné bien des fois, il ne me parut pas que ce fussent les efforts violens pour uriner qui déterminassent les accès, puisque ceux-là paroissoient presque instantanément avec les angoisses précordiales. »

« Je pensai que cette série de symptômes pourroit bien dépendre de quelque calcul dans les reins, et les remèdes que je donnai au malade étoient propres à remplir cette indication ; mais il n'en retira aucun avantage. Je ne réussis pas mieux à pallier les symptômes avec les préparations d'opium et d'autres moyens que j'employai. Au bout de quelques semaines, le malade étant dans la rue, se plaignit d'un sentiment de défaillance extrême, il tomba, et on le releva mort. »

« On nous permit, le jour suivant, de faire l'ouverture du cadavre. Nous trouvâmes les poumons sains, quant à leur texture, mais le gauche adhéroit de partout assez fortement à la plèvre. Il n'y avoit dans la cavité droite de la poitrine et dans le péricarde, pas plus de sérosité qu'il n'est ordinaire d'en trouver. Le cœur étoit développé, chargé de graisse, mais très-flasque. L'aorte, un peu enflammée à sa naissance, extérieurement; la tunique interne jusqu'à l'aorte descendante, épaissie en plusieurs endroits, et raboteuse à sa surface, avec plusieurs points d'une ossification commençante; les valvules sémi-lunaires ossifiées; l'une d'elles portoit une concrétion osseuse du volume environ d'un pois de jardin, ce qui suffisoit pour nuire considérablemnt au jeu de la valvule. L'artère coronaire droite, à plus d'un pouce de son origine, étoit ossifiée jusqu'à être presque oblitérée, mais non pas de tous les côtés jusqu'au centre uniformément, seulement en travers de l'aire de l'artère d'un côté à l'autre. La coronaire gauche avoit augmenté de volume, et aussi loin qu'on put la suivre, ses tuniques étoient presque entièrement ossifiées. Les valvules du cœur et celles de l'artère pulmonaire étoient dans un état tout à-fait sain. »

« On ne trouva aucune apparence morbide dans les viscères du bas-ventre; les reins, les urétères et la vessie en particulier étoient dans un état tout-à-fait naturel, mais je ne puis rien dire de positif relativement à la partie membraneuse du canal de l'urètre, qui ne fut point examinée, non plus que la portion qui est au-delà. »

4ᵉ. CAS.

« G. Sprague, âgé de cinquante ans, vint, en 1810, à l'hôpital, se plaignant de douleurs très-fortes dans la région du cœur, lesquelles reve-noient par accès. Les moindres causes les pro-voquoient, mais surtout l'action de monter une colline, de se baisser, ou de pousser des ma-tières fécales endurcies. Les attaques étoient accompagnées de palpitations. Au bout de quel-ques minutes de repos, le mal passoit dans les épaules, puis il descendoit dans chaque bras jusqu'aux coudes, et particulièrement au coude gauche. En même temps, une douleur pressante se glissoit rapidement en bas sur la vessie, et faisoit naître un irrésistible besoin d'uriner. Il étoit fort difficile, avec de telles sensations, de persuader au malade qu'il n'avoit pas la gravelle, quoiqu'il n'eût jamais rendu de gravier dans ses urines. Il me répéta souvent qu'il n'avoit jamais de strangurie que pendant les accès. Il éprouvoit quelque soulagement à pencher son corps en avant, en même temps qu'il élevoit ses bras au-dessus de sa tête, afin de donner par-là à sa poi-trine la plus grande expansion. Je n'eus pas oc-ccasion de le voir dans ces attaques, ce qui ne me permet pas de parler de l'état où étoit alors la circulation ; mais il me dit, itérativement, qu'il avoit dans ces momens des palpitations et de la difficulté à respirer ; cependant il ne lui étoit pas possible de rendre exactement la nature de son mal. Il avoit habituellement quelque atteinte de *pyrosis ;* son pouls, qui battoit, en général, quatre-vingt fois par minute, étoit vif et serré ; enfin le malade portoit constamment sur sa physionomie une expression d'anxiété. »

« Il y avoit un peu plus d'un an que Sprague avoit cessé d'être tourmenté d'un rhumatisme chronique et douloureux, lorsqu'il ressentit les atteintes de sa maladie actuelle ; et, dans le commencement, chose remarquable, il souffroit, ainsi que Duffell, bien davantage pendant la nuit, qu'il étoit tiré d'un sommeil tranquille par une espèce de spasme douloureux ; au bout de quelques semaines, cependant, son sommeil, en général, cessa d'être ainsi dérangé. »

« Je prescrivis au malade des pilules de soude et de savon, remède qui paroissoit le mieux convenir pour le genre des accidens pendant l'attaque ; on ouvrit aussi un cautère à l'une des cuisses. Mais les travaux pénibles auxquels Sprague continuoit à se livrer, renouveloient constamment son mal, dont les symptômes augmentèrent rapidement. Une nuit, après avoir mangé quelque chose d'une digestion difficile, il fut réveillé par un paroxysme violent, qui continua pendant quelques heures, après quoi le malade expira. »

« On trouva, à l'ouverture du cadavre, une grande quantité de graisse dans le médiastin antérieur ; les poumons étoient parfaitement sains ; il y avoit une pinte, environ, de sérosité pâle dans le côté gauche de la poitrine, et un peu moins dans le côté droit ; aucunes adhérences : pas plus de sérosité dans le péricarde qu'on n'a coutume d'en trouver ; une tache d'un blanc-lymphatique sur la surface du cœur ; les gros vaisseaux enflammés extérieurement ; le ventricule droit et l'artère pulmonaire dans un état sain ; les valvules mitrales un peu ossifiées ; l'aorte épaissie et couverte complétement, aussi loin que la crosse, de petites ossifications solides, autour desquelles, et sur lesquelles, la tunique interne étoit ulcérée dans quelques endroits. L'ossification étoit surtout considérable près d'une des valvules sémi-lunaires. Mais les valvules elles-mêmes, ne présentoient aucune dégénération semblable. »

« On disséqua, et l'on ouvrit les artères coronaires dans l'étendue de plusieurs pouces ;

on les trouva dans l'état naturel, à l'exception de deux très-petites taches blanchâtres dans l'artère coronaire gauche, à un pouce de son origine, rudimens d'ossification, qui n'avoient pas plus d'un dixième de pouce de diamètre, et qui ne produisoient pas la moindre inégalité sur la membrane interne. S'il existe des altérations de tissu, qu'on puisse supposer de nulle importance, celles-ci étoient sûrement bien de ce nombre. »

« Les intestins étoient fort distendus par des gaz; mais tous les autres viscères de l'abdomen étoient sains, quant à leur texture, et entr'autres les organes urinaires, qu'on examina avec beaucoup de soin. »

5.ᵉ CAS.

« L'observation suivante mérite peut-être de fixer l'attention du lecteur, en ce qu'elle présente un cas qui n'est pas commun, celui d'une angine de poitrine produite par une violence externe. »

« R. B., âgé de soixante ans, cocher, reçut, trois mois avant qu'il me consultât, un coup très-fort d'un timon de carrosse, qui l'acculant contre un mur, produisit une petite contusion à la partie externe de la poitrine, avec une douleur à l'intérieur, pour laquelle il fut saigné et fit usage d'un liniment. Il continua à éprouver de la gêne en respirant lorsqu'il faisoit quelque mouvement, et, deux mois après, tandis qu'il étoit occupé à serrer du foin dans un fenil avec une fourche, il ressentit une douleur violente dans la région du cœur, laquelle se porta rapidement au bras gauche, et fut accompagnée d'un sentiment de défaillance et d'impossibilité à changer de place. Il eut, pendant plusieurs nuits de suite, une attaque semblable, qui le réveilloit en lui occasionnant une anxiété très-grande, et presque de l'évanouissement, accidens qui se manifestoient toutes les fois qu'il faisoit quelque effort, et qui ne se dissipoient que par le repos. Mais, après qu'il eut quitté sa place de cocher, et qu'il fut moins exposé à la fatigue, les paroxysmes diminuèrent d'intensité. »

« R. B., vingt ans après l'accident dont nous venons de parler, souffrit beaucoup d'un rhumatisme ; et les premiers accidens passés, ce que l'apothicaire qui le soignoit, considéroit comme la goutte, parut pendant deux ou trois jours aux deux pieds. Il éprouva du soulagement des laxatifs très-doux, d'un séton à la poitrine, qu'il eut soin d'entretenir, et de l'écart des causes qui auroient pu rappeler les premiers accidens; il fut aussi très-abstème, et il y a plus de trois ans, aujourd'hui, qu'il a recouvré un bon état de santé, et a repris son métier. »

REMARQUES SUR L'ANGINE DE POITRINE, SUGGÉRÉES D'APRÈS LA NATURE DES SYMPTÔMES.

1. « Les palpitations, accident dont il a été fait mention dans le quatrième des cinq cas que nous avons rapportés dans cet Appendice, ne caractérisent généralement pas toujours une attaque d'angine de poitrine. Ce symptôme est souvent plutôt l'effet d'une diminution, que d'une augmentation dans l'action du cœur, suite de l'inefficacité et de la foiblesse des efforts d'un organe en souffrance. Des causes, qui tiennent autant à un vice organique qu'à des accidens nerveux, font que les palpitations, non-seulement précèdent un état de syncope, mais encore qu'elles occasionnent quelquefois la cessation absolue du pouls aux poignets. Deidier, dans son ouvrage des *Tumeurs*, pag. 329, nous en a fourni un exemple remarquable, que le Dr Parry a emprunté de Sénac, comme un cas d'ossification des artères coronaires. Il est exprimé dans les termes suivans :

« Une dame de quatre-vingt-cinq ans, avoit été incommodée pendant quelque temps d'une oppression prodigieuse à la poitrine, sans qu'il y eût de la dyspnée. Elle avoit un battement

constant qui la tourmentoit beaucoup , au-
dessous du cartilage xyphoïde (1), et de temps

---

(1) Au rapport d'un praticien consommé, il faut bien
prendre garde de ne pas confondre certains battemens
qui surviennent dans la région épigastrique, chez des
sujets doués surtout d'une constitution irritable, avec
un développement anévrismatique de l'aorte, du tronc
cœliaque, ou de l'artère mésentérique supérieure. J'ai
été fréquemment consulté depuis ces quinze dernières
années, dit le D.ʳ Matth. Baillie, pour des battemens de
ce genre, qui alarmoient fort les malades ; et, d'après
une grande expérience sur ce sujet, je peux dire que
cet accident est presque toujours de peu d'importance,
et qu'il ne tient que très-rarement à un vice organique, puisque, dans tout le cours de ma pratique
médicale, je ne me rappelle que d'un seul cas, où ces
palpitations dépendissent d'un anévrisme de l'aorte.

Les individus qui y sont le plus exposés, sont, en
général, d'un âge moyen, les hommes, plus encore que
les femmes. Le battement est quelquefois assez fort pour
être visible à l'œil, même à quelque distance, lorsqu'on
met à découvert la région épigastrique. Le pouls, chez
ces sujets, ne présente, autant qu'il m'en souvient,
aucune particularité. En fait de remèdes, tous ceux
qui tendent à rendre les digestions meilleures et à diminuer l'irritabilité de la constitution, sont recom-
mandables ; il faut surtout ne pas négliger de tranquil-
liser à cet égard l'esprit des malades, autant du moins,
que le médecin peut le faire prudemment.

Medical transactions, published by the College of
Physicians in London, 4.th vol., p. 271 et suiv, 1813.

(Note du Traducteur.)

en temps, des retours d'attaques qui lui faisoient craindre une mort subite , pendant lesquelles le pouls disparoissoit totalement aux poignets ; les extrêmités devenoient froides, et les palpitations augmentoient beaucoup ; d'ailleurs, cette dame conservoit une présence parfaite d'esprit. »

« On trouva, après sa mort, les valvules sémilunaires ossifiées ; l'aorte contractée vers sa crosse ; elle étoit de plus ossifiée, depuis son origine jusqu'à la bifurcation des iliaques ; le même vice d'organisation s'étendoit surtout à l'artère coronaire gauche. Nous omettons les autres détails de cette ouverture de cadavre , parce qu'ils ne jettent aucune lumière sur le sujet dont il est ici question. »

2. « L'effet surprenant du vésicatoire, dans le premier cas qui m'a été communiqué par le D.ʳ Parr, est très-digne de remarque , et rend extrêmement probable , s'il étoit besoin d'une preuve pour cela , qu'un spasme musculaire constitue une partie du mal. Il en a déjà été question dans le troisième volume des *Medical Commentaries*, du D.ʳ Duncan. »

3. « La douleur au bras semble varier beaucoup, relativement à à l'étendue qu'elle occupe , et à l'époque où elle paroît. Tantôt elle précède , tantôt elle suit le paroxysme.

Quelquefois elle attaque les deux bras à la fois,
comme nous le voyons dans le troisième et
le quatrième cas ; d'autres fois, le bras gauche
seulement ; et depuis l'insertion du muscle
deltoïde jusqu'aux bouts des doigts, il n'y a
pas de place dans ces limites, où elle ne puisse
se fixer. Dans le second cas, elle ne se porta
pas au-delà de la clavicule et de l'épaule. Mais
quand cette douleur s'étend, ce qui arrive le
le plus ordinairement, elle devient un symptôme
très-marquant , qui fixe fortement l'attention
du malade par sa singularité , et qui met souvent le médecin sur la voie de découvrir d'abord
la nature de la maladie , outre qu'il peut l'aider
beaucoup à établir son diagnostique. »

4. « La strangurie, qui paroît dans le troisième et le quatrième cas, n'est point un symptôme ordinaire, et, autant que je me rappelle, il
a été jusqu'ici, totalement négligé par les médecins qui ont écrit sur l'angine de poitrine. Mais
Lord Clarendon, dans l'*Histoire de sa propre
vie*, rapporte un fait semblable dont son père
fut le sujet, et d'une manière si juste et en termes
si précis, que j'ai cru convenable de les transcrire
littéralement (1). Le lecteur trouvera sans peine,

____

(1) Son père étoit depuis long-temps, même de plus
loin que le fils pouvoit se rappeler, incommodé d'un mal

en quoi ce cas diffère des précédens, et probablement, il l'attribuera à l'existence de quel-

---

qui lui causoit plutôt de fréquentes douleurs, qu'il ne le rendoit malade, et qui lui faisoit craindre de devenir sujet à la pierre, sans avoir jamais eu les sensations que cette maladie occasionne; depuis qu'il eut atteint l'âge de soixante ans, et quatre ou cinq années avant sa mort, cette incommodité s'accrut considérablement, avec des accidens dont on n'avoit presque aucune idée auparavant, et dont les médecins ignorent encore les causes. Il étoit très-souvent, tant de jour que de nuit, forcé d'uriner, rarement en quantité sensible, parce qu'il ne pouvoit retenir assez long-temps ses urines ; et lorsqu'il venoit d'achever de satisfaire ce besoin, sans éprouver aucune douleur vive dans les voies urinaires, il étoit toujours, et constamment attaqué par une douleur si aiguë dans le bras gauche, pendant un quart d'heure ou à peu près, que le tourment qui en résultoit le rendoit pâle comme la mort, quoiqu'il fût très-sanguin par complexion; et il avoit alors coutume de dire, qu'il avoit passé par les agonies de la mort, et qu'il mourroit dans un de ces paroxysmes ; aussitôt qu'il étoit remis, ce qui ne tardoit pas, c'étoit l'homme le plus gai qu'il y eût au monde; il mangeoit avec appétit de tout ce qui pouvoit flatter son goût; il se promenoit, dormoit, digéroit, et conversoit sur tous les sujets (car il étoit « ferré sur tous les points, » *omnifariam doctus*), avec une promptitude et une vivacité dont on a rarement vu d'exemples chez un homme de son âge; mais durant ces tourmens répétés, il avoit l'image de la mort si constamment présente devant lui,

que maladie dans les organes des voies urinaires. »

---

que pendant bien des années avant sa mort, il prenoit toujours congé de son fils, comme s'il ne devoit
plus le revoir, et au moment où ils se quittoient, il lui
montroit toujours son testament, et lui parloit très en
détail, et avec beaucoup de tranquillité et de bonne
humeur, de bien des choses qu'il désiroit qui fussent
faites, lorsqu'il ne seroit plus. Après avoir à peu près
achevé sa soixante et dixième année, un jour, pendant
qu'il étoit à l'église, il éprouva un besoin un peu pressant
comme de coutume, et il se rendit en aussi grande hâte
qu'il put chez lui ; mais à peine avoit-il eu le temps de
se retirer dans une chambre au rez-de-chaussée, et
avoit-il déchargé sa vessie, que la douleur au bras le
saisissant, il tomba mort, sans remuer du tout les
membres. Une chute si soudaine, fit craindre que ce ne
fût une apoplexie, mais comme il n'y avoit ni convulsions, ni distorsion, ni aucune autre altération dans le
visage, il n'est pas probable que cet accident dépendît de
cette cause ; les médecins eux-mêmes, ne purent former
aucune conjecture raisonnable sur la cause de ce fou-
droiement mortel. Vol. i, pag. 16 (1). »

---

(1) Lord Clarendon, fils de celui dont il est ici question, est mieux
connu dans l'histoire d'Angleterre, par le nom de « Clarendon-
le-Grand » (*the great Clarendon*), pour avoir préféré le main-
tien de la liberté et des lois de son pays, aux faveurs et aux
honneurs dont son maître vouloit le combler ; il remplissoit la place
de chancelier sous Charles II, avant l'année 1670. — En supposant
(faute de meilleurs documens que ceux que nous avons sous les
yeux) qu'il fût alors âgé de 40 à 50 ans, cela porteroit l'époque

Dénomination et nature de la maladie.

« Le Dr Parry a avancé que l'angine de poitrine participe, dans tous les cas, de la nature d'une syncope. Et, assurément, les signes en ont été très-manifestes dans les paroxysmes qui étoient parvenus à un certain degré de violence, et à un état de danger immédiat. Non-seulement le pouls indiquoit alors un état de syncope, mais aussi la figure have et défaite des malades, la froideur des extrémités, et ce pressentiment de la mort que Sénèque a si bien rendu par ces mots : *aliud quicquid est ægrotare est ; hoc est animam agere.* D'un autre côté l'absence du dérangement des facultés intellectuelles, et un appareil de symptômes que la syncope ne présente pas, forment tout ensemble, un des plus pénibles spectacles qu'on puisse imaginer. Il existe également beaucoup de douleur dans la

---

à laquelle son père ressentit les premières douleurs de la maladie dont il mourut, aux environs de l'an 1620 ou 1630, c'est-à-dire à près d'un siècle et demi du temps où Heberden signala, le premier, l'angine de poitrine ; c'est dans cet intervalle, néanmoins, que vivoient Sydenham, Morton, Mead, etc.

(Note du Traducteur.)

région du cœur, laquelle s'étend toujours plus ou moins vers le bras gauche ; mais ce rapport sympathique vraie beaucoup, et doit nécesssairement différer, suivant la prédisposition des malades, et la nature précise du vice organique. Dans quelques cas, il y a perte de la sensibilité et du pouls, et il est probable que ces mêmes symptômes, moins prononcés seulement, ont lieu dans les attaques de plus courte durée et d'une intensité moindre, dont les médecins ne sont que très-rarement les témoins. Je dirai, cependant, que si je puis compter sur le rapport d'un malade, des palpitations considérables, et une pulsation très-forte des artères pendant le jour, précédoient, et présageoient souvent de violentes attaques de défaillance pour la nuit suivante (1). »

« Quant à l'époque à laquelle on peut dire que l'accès débute, il y a des doutes à cet égard; les différens états qui le composent, ne font-ils pas plutôt partie d'un seul grand paroxysme, qui commence par une augmentation dans la circulation, et qui se termine au contraire par un défaut d'action dans le système vasculaire? Les syncopes qui proviennent d'une cause or-

---

(1) Voyez le 3.ᵉ cas de l'Appendice.

ganique, ont été considérées sous ce point de vue long-temps avant qu'il fût question de l'angine de poitrine, et il est digne de remarque, que sous la forme la plus avérée que cette dernière maladie puisse revêtir, le cœur, comme organe musculaire, n'a pas toujours été trouvé dans le même état ; il étoit appauvri, mollasse et pourri dans un cas (1) ; développé, fort et durci (cor bovinum) dans un autre (2) ; dans un troisième cas enfin, le ventricule gauche avoit acquis une épaisseur et un développement remarquable (3). Ces changemens de texture, opposés les uns aux autres, semblent à peine compatibles avec la supposition de quelque action morbide uniforme pendant la vie. Dans le premier cas, on pourroit supposer que le cœur manquoit habituellement de force, et qu'il étoit mal nourri ; tandis que dans les deux derniers cas, il paroîtroit, au contraire, que cet organe étoit bien nourri, doué probablement d'une trop grande activité, ou qu'il avoit déployé un degré de force calculé pour une résistance qui n'étoit pas ordinaire. »

---

(1) Memoirs of the London Medical society, vol. I.
(2) Morgagni, Epist. XXVI. art. 31.
(3) Medical Transactions, vol. III.

CAUSES DE L'ANGINE DE POITRINE.

« Je ne puis m'empêcher de faire remarquer à ce sujet, que les renseignemens fournis par les ouvertures des cadavres, présentent des résultats singulièrement uniformes. Je suis très-loin sans doute de nier qu'il n'y ait eu des exceptions, et qu'il ne puisse s'en présenter encore ; mais, à prendre la masse des faits, et laissant de côté les exceptions, il est presque impossible de ne pas convenir, qu'il y a dans l'angine de poitrine, une tendance morbide à l'ossification dans les environs de l'origine de l'aorte. »

Ici, l'auteur que nous traduisons, présente le sommaire des ouvertures cadavériques d'un assez grand nombre de sujets morts de l'angine de poitrine ; mais comme il n'est aucun des cas qu'il rapporte, que nous n'ayons donné plus au long, et d'une manière plus instructive dans le cours de ce Mémoire, nous passerons sous silence cette partie de ses observations.

Loin de chercher à atténuer le genre d'évidence que le D.ʳ Parry a, le premier, mis en avant d'après Jenner, et animés du même désir que les D.ʳˢ Parry, Blackall, et autres praticiens estimables, quels qu'ils soient, de celui de découvrir la vérité, nous provoquerons, au contraire, l'examen attentif et répété de l'état du cœur, de l'aorte et des gros vaisseaux qui en partent, chez *toute espèce de sujets morts dans un âge avancé et de diverses maladies;* car nous sommes dans l'idée, qu'on trouvera aussi souvent des ossifications chez des individus qui, dans le cours de leur vie, n'auront jamais eu des symptômes d'angine de poitrine, que chez ceux qui, avec de telles ossifications, en auront éprouvé des accidens incontestables. Dès lors, les conséquences qu'on chercheroit à tirer de l'anatomie pathologique pour établir l'étiologie de cette maladie, ne présenteroient plus qu'un genre de *preuves négatives*, qui n'invalideroient par conséquent, en aucune manière, l'opinion que nous soumettons avec candeur à la censure impartiale et réfléchie des médecins de tous les pays (1).

─────────────────────────

(1) Parmi les moyens à employer contre l'angine de poitrine que le D.ʳ Blackall passe en revue, il en est un dont nous n'avons pas fait mention, et dont ce médecin, d'après l'autorité de Morgagni, s'est servi plus d'une fois avec succès, dans les maladies anomales du cœur où le bras gauche étoit douloureux, savoir, l'immersion du bras dans de l'eau aussi chaude qu'il est possible de la supporter.

Fin de l'Appendice.

POST - SCRIPTUM.

PARMI les maladies dont le siége est dans les poumons, et qui entraînent une mort subite, chez des sujets jouissant en apparence d'une bonne santé, il en est une qu'il nous paroît intéressant de signaler ici, non pas à cause de ses rapports avec l'angine de poitrine, car l'affection que nous avons en vue est tellement rare, que nous ne lui connoissons pas de nom, et que les rapports, par conséquent, qu'elle peut avoir avec des maladies dont la nature et les causes sont mieux déterminées, demeurent jusqu'ici inconnus.

Il n'est pas inutile de prévenir que l'observation que nous allons rapporter, est revêtue de l'authenticité la plus parfaite, et qu'elle a été recueillie par l'un des rédacteurs du recueil périodique où elle se trouve consignée, lequel est aujourd'hui doyen de la faculté de médecine de Paris (1).

____

(1) Observation sur une mort subite causée par un coup de sang? dans la poitrine, par J. J. Leroux.

Journal de Médecine, Chirurgie, Pharmacie, etc., par MM. Corvisart, Leroux et Boyer, Tome IX, p. 132.

« Mr Fortassin, né à Montcassin, département du Gers, âgé de trente-sept à trente-huit ans, docteur en médecine de l'école de Paris, est mort subitement dans la nuit du 20 au 21 vendémiaire an 13. »

« Mr Fortassin étoit d'un tempéramènt sanguin, d'une stature moyenne, d'une constitution très-vigoureuse. Il avoit le col fort court, la peau brune, le visage un peu haut en couleur. Il n'avoit jamais eu de maladies graves que la petite vérole, dont il portoit des empreintes profondes. Il paroissoit jouir de la plus parfaite santé : cependant il étoit sujet aux hémorroïdes ; il éprouvoit des malaises assez fréquens; et, depuis quelque temps, il toussoit sans être enrhumé ; il avoit souvent de l'oppression. »

« Le professeur Boyer l'avoit placé, avec un de ses élèves, Mr Feller, auprès d'un malade auquel il avoit fait l'opération de la taille. »

« Le 19 vendémiaire et le 20, Mr Fortassin avoit dîné de grand appétit, quoique sobrement; et, le 20, à souper, il ne mangea que du raisin ; il fut gai, et eut ensuite une extrême envie de dormir. Des dames avec lesquelles il se trouvoit, remarquèrent qu'il avoit les yeux cernés, et que la couleur noire de ses paupières descendoit presque jusqu'aux ailes du nez : il assura que cela lui étoit assez ordinaire. »

« Vers onze heures et demie, il alla se coucher, et se déshabilla entièrement pour se mettre au lit ; ainsi il n'avoit aucune ligature sur le corps. A minuit et trois quarts, environ, la garde du malade auprès duquel il étoit, entra dans sa chambre, et s'étant approchée de son lit, elle remarqua que l'on n'entendoit seulement pas le petit bruit que la respiration la plus libre et la plus douce produit ordinairement. A trois heures et demie, M. Feller alla pour le réveiller : il le trouva mort. Il étoit couché sur le ventre, quoique son habitude fût de se coucher sur le dos ; sa main gauche étoit sous sa poitrine ; son bras droit pendoit hors de son lit : il paroissoit s'être débattu dans de violentes angoisses de la mort. Il étoit déjà refroidi (1), de sorte qu'on ne put tenter aucun moyen de le rappeler à la vie. Il étoit noir depuis le front jusqu'au bas de la poitrine antérieurement, et il avoit rendu du sang par le nez et par la bouche. »

____

(1) Ce prompt refroidissement, trois heures et demie, au plus, après la mort, est un fait assez remarquable. (Note du Rapporteur de cette observation.)

« Le 21 au matin, il fut transporté, sur un
brancard, de la rue des Orties-du-Louvre à la
rue Taranne. Il sortit encore beaucoup de sang
par sa bouche et par son nez. »

Ouverture du cadavre.

« Le visage, le col et la poitrine, antérieurement, étoient fortement injectés. Les vaisseaux capillaires de ces parties étoient encore
tellement remplis de sang, que la peau en
étoit noire, comme à la suite d'une forte meurtrissure. La poitrine, percutée, rendoit du
son à gauche, et n'en rendoit point à droite. »

« Le crâne étant ouvert, on trouva dans
l'état le plus sain les parties contenues dans
cette cavité; il n'y avoit aucune espèce d'é-
panchement; les vaisseaux et les sinus n'étoient
pas remplis d'une manière remarquable. »

« Dans la poitrine, le cœur et tous les gros
vaisseaux, tant artériels que veineux, examinés
scrupuleusement, n'offrirent aucune rupture,
aucune déchirure : ils étoient presque absolument vides de sang, comme dans les personnes mortes d'hémorrhagie. La cavité gauche
de la poitrine ne présentoit rien de particulier :
le poumon gauche paroissoit sain; mais, en

l'incisant, on découvrit un engorgement sanguin dans sa portion supérieure : les bronches, de ce côté, contenoient une certaine quantité de sang noir. La cavité droite du thorax étoit remplie d'un sang coagulé ; tout le poumon droit en étoit gorgé comme dans la pneumonie la plus intense : la surface offroit plusieurs déchirures profondes; la substance de ce viscère étoit comme macérée, et tellement dénaturée, tellement confondue avec les caillots très-compactes dont elle étoit environnée, qu'on ne pouvoit l'en séparer qu'avec beaucoup de peine, et en partie. Presque partout, lorsqu'on tranchoit avec le scapel en travers de cette masse, on ne pouvoit distinguer où finissoit le poumon, et où commençoient les caillots. Les bronches du côté droit étoient pleines de sang noir, encore un peu fluide; la trachée-artère, le larynx, la gorge et les fosses nasales en contenoient aussi; l'œsophage en étoit entièrement exempt. »

« Tous les viscères de l'abdomen étoient parfaitement sains. L'estomac contenoit une assez grande quantité d'alimens. »

« J'observai qu'il ne s'étoit point fait de rupture d'aucun vaisseau sanguin, soit artériel, soit veineux, d'un calibre un peu remarquable ; que tout le sang s'étoit épanché dans la cavité

de la poitrine par les déchirures de la plèvre
pulmonaire, et dans les bronches par celles de
la membrane muqueuse qui les tapisse, et que
le parenchyme même du poumon étoit dilacéré
dans tout son intérieur. Ne peut-on pas dire
qu'il s'étoit passé dans la poitrine ce qui arrive
dans le crâne de ceux qui périssent de l'apoplexie sanguine, à laquelle on donne le nom
de *foudroyante* ? N'est-ce point un vrai *coup
de sang* dans le poumon ? »

(Note A, page 114.)

M. Gay-Lussac, dans sa célèbre ascension aérostatique du 29 fructidor de l'an XII, où il atteignit la hauteur de 3600 toises au-dessus de la mer, la plus grande élévation à laquelle jamais mortel fût encore parvenu, rapporte que sa respiration étoit sensiblement gênée (quoique sans mouvement *actif* de sa part), mais pas assez cependant, pour l'engager à descendre. Son pouls et sa respiration étoient également accélérés. Il éprouva une sécheresse telle dans le gosier, qu'il ne put avaler sans douleur un morceau de pain, ce qui n'est pas surprenant, après avoir respiré aussi long-temps qu'il le fit, dans un air très-desséché (1) (2).

« Au mois de Mars 1802, dit M.ʳ Alexandre de Humboldt, nous passâmes quelques jours dans les grandes plaines qui entourent le volcan d'Antisana, à 2107 toises, où les bœufs, quand on les chasse, vomissent souvent du sang. Le 16 Mars nous reconnûmes un chemin sur la neige, une pente douce sur laquelle nous montâmes à 2775 toises de

***

(1) Depuis la hauteur de 2429 toises au-dessus de Paris jusqu'à celle de 3552, l'hygromètre à cheveu de Desaussure, oscilla entre 27,5° et 54,5°. Au moment du départ de Paris, il étoit à 57,5°.

(2) Voyez la traduct. angl. de la relation aérostatique de M.ʳ Gay-Lussac, par M.ʳ D. B. Warden, pag. 10.

hauteur. Le baromètre baissa jusqu'à 14 pouces 7 lignes, et le peu de densité de l'air nous fit jeter du sang par les lèvres, les gencives, et même par les yeux ; nous sentions une foiblesse extrême, et un de ceux qui nous accompagnoient dans cette course, s'évanouit. Aussi avoit-on cru impossible jusqu'ici de s'élever plus haut que jusqu'à la cime nommée le *Corazon*, à laquelle la Condamine étoit parvenu, et qui est de 2470 toises. »

« Dans l'expédition du 23 Juin 1802, au Chimborazo, nous avons réussi à nous approcher jusqu'à environ 250 toises près de la cime de cette immense colosse. Une traînée de roches volcaniques dépourvue de neiges, nous facilita la montée ; nous montâmes jusqu'à la hauteur de 3031 toises, voyant descendre le mercure dans le baromètre à 13 pouces 11, 2 lignes : le thermomètre étoit à 1,5° au-dessous de zéro. Nous nous sentions incommodés de la même manière que sur le sommet de l'Antisana. Il nous restoit même, encoredeux ou trois jours après notre retour dans la plaine, un malaise que nous ne pouvions attribuer qu'à l'effet de l'air dans ces régions élevées. Les Indiens qui nous accompagnoient, nous avoient déjà quittés avant d'arriver à cette hauteur, disant que nous avions intention de les tuer (1). »

« A deux cents pieds, environ, au-dessous du

---

(1) Extrait de plusieurs lettres de M.ʳ Alex. de Humboldt. Annales du Muséum d'histoire naturelle, tom. 2.

sommet de Buet, élevé lui-même de 1578 ½ toises au-dessus du niveau de la mer, MM. de Luc, dans leur mémorable ascension sur ce glacier, s'étonnoient de n'apercevoir la différence de densité de l'air que par leurs instrumens ; de ce qu'aucune incommodité ou sensation désagréable ne les avertissoit, que l'air qu'ils respiroient étoit près d'un tiers moins dense que celui de la plaine, et de ce que le poids de l'atmosphère avoit diminué de cent quintaux sur leur corps, sans que l'équilibre fût rompu. »

« Je ne puis m'empêcher de faire remarquer à ce sujet, dit M.r J. A. de Luc, combien se sont trompés quelques médecins qui ont attribué à la différence du poids et de la densité de l'air, les changemens qu'éprouvent certaines personnes lorsque le baromètre baisse, et qui ont entrepris d'en rendre raison par le manque d'équilibre entre l'air intérieur et l'air extérieur, ou par l'effet que peut produire sur les mouvemens du cœur et des poumons, un air plus ou moins dense. »

« Si ces vicissitudes influoient sensiblement sur nos organes, que deviendroient ces chasseurs aux chamois, qui passent chaque jour du fond des vallées au sommet d'aussi hautes montagnes ? Que deviendroient seulement les femmes d'un hameau voisin de Sixt, qui, pendant l'été, vont passer la nuit aux Fonds pour y traire leurs vaches, et qui, laissant leurs bestiaux à la garde de leurs enfans, redescendent chaque matin, pour venir aider leurs maris qui cultivent la terre? Elles éprouvent ainsi chaque jour les plus grandes variations d'augmentation et de diminution du poids de l'air qui arrivent dans un même lieu à de grands intervalles de temps ; car la différence de hauteur du baromètre de Sixt aux Fonds est d'environ 22 lignes (1). Cependant elles n'en ressentent aucune incommodité. Il en est de même de tant de villageoises, qui, chaque jour de la belle saison, nous apportant à Genève les divers produits des troupeaux des montagnes, éprouvent de bien plus grands changemens encore dans la pression et la densité de l'air. Les asthmatiques même n'en sont pas affectés ; j'ai été, du moins, sur la montagne de Salève, avec un de mes amis qui craignoit cet effet, et qui ne l'éprouva point. »

« Il faut donc avoir recours à une autre cause, qui accompagne ordinairement les variations du baromètre, pour expliquer les changemens que nous éprouvons alors dans notre santé et surtout dans nos forces. Cette cause est un changement dans la nature de l'air ; c'est son mélange avec d'autres fluides. Des *vapeurs* ou exhalaisons, autres que des vapeurs *aqueuses*, peuvent produire des effets très-variés (2). Je croirois encore que le

---

(1) Ce qui équivaut à une différence de pression de l'air sur le corps, égale à 1442 livres et demie, poids de marc.

(2) L'existence de pareils *fluides* ou *vapeurs*, n'a pu jusqu'ici être mise en évidence par aucun des procédés eudiométriques les plus exacts, comme l'attestent quantité d'essais de ce genre, tentés dans ces derniers temps par plusieurs physiciens.

fluide électrique influe sur ceux qui ont les nerfs sensibles ; un de mes amis croit le remarquer très-distinctement sur lui - même dans les temps d'orages (1). »

MM. Meyer d'Arau, ou du moins l'éditeur de leur relation intéressante, M.ʳ Zschokke, élèvent, à l'exemple de M. J. A. de Luc, des doutes sur les effets attribués à l'air des régions supérieures, sur l'économie animale. Comme le récit du voyage de ces naturalistes intrépides, qui ont parcouru tout le plateau des glaciers et escaladé les sommités les plus élevées du canton de Berne, réputées jusqu'alors inaccessibles, n'a pas encore, que nous sachions, été traduit en français, nous en extrairons le passage suivant, qui se rapporte au sujet que nous traitons.

« Nous sommes encore trop pauvres en expériences, sur ce qui concerne les phénomènes de la vie dans les grandes hauteurs, pour en tirer des conséquences sur lesquelles on puisse compter. Tout ce que rapporte Desaussure, des effets de l'atmosphère dans les régions supérieures sur l'organisation animale, n'est pas généralement fondé ; il reste encore bien des choses qui sont hypothétiques. Ainsi, à une élévation absolue de dix à douze mille pieds et davantage au - dessus de la mer, aucun de nous, ne se trouva assoupi, ni

_____

(1) Recherches sur les modifications de l'atmosphère, par J. A. de Luc, §§ 941, 942, 943, Paris, 1784.

dans un état fébrile violent, ni n'éprouva des vomissemens non plus que des défaillances, accidens, sur lesquels ont beaucoup insisté quelques voyageurs qui sont parvenus sur de très-hautes sommités. »

« Plusieurs des effets qu'on attribue à la rareté de l'air, ne sont dûs qu'à l'agitation que produit la vue des grands dangers auxquels on s'expose, ainsi qu'aux efforts qu'on fait pour monter, ce qui doit très-naturellement occasionner un prompt épuisement des forces. »

« Qui pourroit disconvenir qu'en gravissant, les battemens du pouls ne deviennent presque aussitôt, deux fois plus fréquens qu'ils n'étoient auparavant ? Qu'on marche ensuite d'un pas mesuré, assez long-temps pour se remettre, et le pouls ne tardera pas à revenir au même degré de fréquence où il étoit dans la plaine ou dans les vallées. Il n'est personne, qui n'ait répété bien des fois cette expérience. J'ai moi-même eu occasion de remarquer, dit M.ʳ le Docteur R. Meyer, que l'évanouissement d'un de nos guides près du sommet de la montagne de la *Vierge* (*Jungfrau*) (1), avoit été provoqué en partie par les grands efforts qu'il fit pour monter, et en partie aussi, par la crainte que lui inspira le danger qu'il couroit. Aucun de nous n'éprouva rien de semblable en

---

(1) Depuis cette expédition, on l'appelle *Müller frau* (la Vierge déflorée).

redescendant. L'influence de l'atmosphère sur l'organisation animale doit nécessairement être tout-à-fait différente, suivant que l'air est plus ou moins sec ou humide. Par un ciel très-couvert, on ne respire qu'avec peine dans des brouillards épais, tandis que lorsqu'il neige, ou que le soleil luit dans un temps chaud, on n'éprouve rien de semblable (1). »

En admettant que dans quelques circonstances, Desaussure ait un peu trop attribué la cause du malaise qu'on éprouve sur les hautes montagnes, à la diminution de la pression de l'air sur le système vasculaire, malaise qu'il décrit d'ailleurs avec le discernement et la circonspection qui le caractérisent, toujours demeure-t-il comme un fait certain, que du plus au moins, les effets en question sur le corps ne sont point illusoires, et qu'ils doivent essentiellement dépendre de la cause à laquelle Desaussure les rapporte, puisque Mr Gay-Lussac a ressenti les plus marquans de ces effets *en ballon*, par conséquent assis, et sans mouvement actif de sa part. La constitution chimique de l'atmosphère, uniformément la même partout, exclut l'hypothèse qui assigneroit pour cause de l'indisposition qui nous occupe, un manque d'oxigénation ou de décarbonisation dans le sang,

---

(1) *Reise auf die Eisgebirge des Kantons Bern und ersteigung ihrer höchsten Gipfel im sommer 1812. Aarau, 1813, p. 30 et 31.*

mais il ne faut pas oublier, que cet état du sang peut également résulter, d'après nous, de la manière incomplète dont s'exécutent les phénomènes mécaniques de la respiration, suite même de la diminution de la force comprimante de l'air.

Sans disconvenir avec MM. Meyer, que ce point intéressant de physiologie animale n'a pas encore été suffisamment approfondi, qu'il nous soit permis cependant de retracer ici sommairement, les principaux résultats que nous ont transmis Bouguer et Desaussure, car ces savans illustres n'ont décrit, comme ils le disent eux-mêmes, que ce qu'ils ont vu plus d'une fois, dans bien des circonstances différentes, et sur un grand nombre d'individus d'âge et de tempérament différens.

Nous joindrons à ce court exposé, un tableau comparatif de la fréquence du pouls en rapport avec la diminution de la densité de l'air.

Dans un air rare, les inspirations sont plus fréquentes que dans un air plus dense, car il faut bien que le volume supplée au défaut de la quantité.

La fréquence de la respiration entraîne celle de la circulation. L'accélération forcée de ces deux fonctions, est la cause de la fatigue et des angoisses, plutôt que de l'oppression, qu'on éprouve sur les montagnes très-élevées.

L'état de fièvre, sur le sommet du Mont-Blanc, des vingt personnes qui y accompagnèrent Desaussure, état caractérisé par la soif qui les tourmentoit, par l'avidité avec laquelle ils recherchoient l'eau fraîche, de préférence au vin, aux liqueurs et même à toute espèce d'aliment pour lesquels ils avoient plutôt de la répugnance, enfin par l'accélération du pouls, présenta des symptômes trop prononcés et trop universels, pour être révoqués en doute, ou attribués à des causes morales dont l'influence devenoit presque nulle, une fois que le danger étoit passé, et après deux ou trois heures de repos et de tranquillité.

Les efforts physiques, l'application, la contention d'esprit, l'irritation, la colère produite par des difficultés souvent renaissantes, l'action de se baisser qui comprime la poitrine, augmentent cette indisposition, parce que dans des conjonctures semblables on retient son souffle insciamment, suspension qui ne peut qu'occasionner un malaise, même indépendamment de tout changement dans la densité de l'air.

Une circulation un peu plus accélérée que dans l'état ordinaire, sans causes d'ailleurs de maladie, doit augmenter dans le même rapport, le degré d'excitation du cerveau ; aussi Desaussure, sur le col du Géant, à une élévation de 687 toises, au-dessous du sommet du Mont-Blanc, remarque qu'ils avoient le genre nerveux plus irritable, qu'ils étoient plus impatiens, au point de se laisser quelquefois aller à des mouvemens de colère ; qu'ils étoient sensiblement plus altérés que dans la plaine, plus pressés de satisfaire le besoin de manger ; mais

aussi qu'ils avoient, du moins lui et M.ʳ son fils
aîné, l'esprit plus disposé à l'activité et à l'inven-
tion; et, certes, les matériaux immenses qu'ils ras-
semblèrent pendant les dix-sept jours qu'ils habitèrent
ce site élevé, prouvent que leur présomption à cet
égard étoit parfaitement fondée.

L'assoupissement auquel sont généralement en-
clins les guides qui accompagnent les physiciens
sur de hautes sommités, s'explique assez naturellement. Une fois qu'ils ont rempli leur tâche et
atteint leur but, simples automates, sans objet en
vue, sans aucune tension d'esprit, souvent après
s'être repus, ils éprouvent par l'absence de mouvement et par l'effet d'un certain degré de froid dans
l'air ambiant, une tendance au sommeil d'autant plus
forte, qu'ils ont fait plus d'efforts, et qu'ils se sont
épuisés davantage en montant. Car personne n'ignore
que pendant le sommeil, véritable réparateur des
forces, les inspirations sont moins fréquentes, et que
le pouls est plus lent et plus foible.

Si la vue, surtout inopinée (1), d'un précipice
horrible qui menace d'un grand danger, a produit

_____

(1) Un Naturaliste de notre connoissance, qui a beaucoup
parcouru les montagnes de la Suisse, reçut un jour du général
Pfyffer le conseil suivant : « Si vous avez à franchir un fort
mauvais pas, tel qu'une corniche étroite au-dessus d'un précipice
très-profond, asseyez-vous avant de vous y engager ; puis,
portant les yeux sur les objets qui sont à leur niveau, abaissez-
les par degrés, jusqu'à pouvoir contempler sans effroi les objets
qui sont au bas du précipice. Ceci une fois obtenu, levez-vous

quelquefois des accidens qu'on auroit été tenté d'imputer à la rareté de l'air, ce dont Desaussure lui-même nous fournit un exemple dans son excursion sur la Roche-Michel (1), il ne faut pas non plus, étendre démesurément les effets d'une pareille cause, qu'on peut supposer à peu près nuls, sur quelques animaux qui paroissent cependant n'être point à l'abri des accidens causés par la rareté de l'air. Dans le passage du Breuil à Zermat dit Desaussure, au travers d'un glacier de trois à quatre lieues de largeur dans la direction où on le traverse, on remarqua qu'en approchant du col où est le fort Saint - Théodule, à une élévation de 1736 toises au-dessus de la mer, les mulets, quoique déchargés, avoient beaucoup de peine à avancer; ils étoient essouflés, obligés de reprendre haleine dès qu'ils avoient fait quelques pas, sans que la pente fût très-rapide, et sans qu'ils pussent être fatigués par trois ou quatre heures de marche, s'étant reposés la veille et la moitié de l'avant - veille. Dans les momens où ces pauvres animaux reprenoient haleine, on les voyoit haleter avec tant d'angoisse, qu'ils poussoient une espèce de cri plaintif, que je n'avois jamais entendu, même dans les plus

---

et marchez. » Desaussure recommande dans des circonstances semblables, de se coucher à plat ventre, de manière que la tête débordant le précipice, on puisse en venir à le fixer sans appréhension.

(1) Voyages dans les Alpes, § 1253 et suiv.

grandes fatigues. Il est vrai que jamais je n'avois voyagé avec des mulets à une aussi grande élévation, et qu'excepté peut-être dans les Cordillières, il n'y a sûrement sur le reste du globe aucun passage aussi élevé qui soit accessible à des mulets (1). »

Les effets de la rareté de l'air sur l'économie animale, et notamment sur l'état du pouls, se manifestent, à ce qu'il paroît, *tout-à-coup* et non par *degrés*, mais à des hauteurs absolues assez différentes, suivant les individus. Au rapport de Desaussure, il en est, sans doute un petit nombre, qui en sont déjà affectés à la hauteur de douze cents, et même de huit cents toises au-dessus de la mer ; plusieurs, entre quinze et seize cents toises ; il n'y a qu'un nombre très-limité de sujets qui en soient tout-à-fait exempts à dix-neuf cents toises, et au-delà de deux mille toises, il n'est probablement personne, qui n'en ressente, du plus au moins, les effets.

La latitude dans les limites de hauteur dont il vient d'être parlé, où les effets de la rareté de l'air sur le corps, deviennent apercevables, est probablement la cause qui a pu faire douter à quelques physiciens et naturalistes que ces effets fussent réellement fondés ; mais il ne résulte autre chose de ce qu'ils ont dit à ce sujet, sinon, qu'eux-

─────────────

(1) Voyages dans les Alpes, § 2220.

mêmes et les guides qui les accompagnoient,
n'étoient pas du nombre des individus que la rareté
de l'air pût affecter dans les limites de la plus
grande hauteur à laquelle ils sont parvenus. Ainsi,
nous apprenons que MM. de Luc sur le glacier
du Buet supportèrent impunément une diminution
de près de cent quintaux sur leur corps, tandis
que M.ʳ le Professeur Pictet, plus jeune qu'eux,
et tout aussi bien constitué, en souffrit au contraire (1). Plus récemment, nous voyons MM. Meyer
ne se plaindre d'aucun accident après avoir passé
quelques jours dans une région de dix - sept à
dix-neuf cents toises et plus, au-dessus de la mer.
En eût-il été de même s'ils eussent atteint la hauteur du Mont-Blanc? C'est ce que nous ignorons,
mais ce qui n'est guère présumable, car d'après
Desaussure, la plupart des habitans des Alpes
commencent généralement à être affectés de la rareté de l'air à dix-neuf cents toises au-dessus de
la mer. D'après cela, on comprend que les femmes
dont parle M.ʳ J. A. de Luc, qui *chaque jour,
pendant l'été, montent de Sixt aux Fonds et
en redescendent de même le lendemain,* peuvent
fort bien ne pas souffrir de la différence de densité
de l'air, mais seulement de la fatigue du voyage (2);

---

(1) Voyages dans les Alpes, § 559.

(2) D'après notre estimation, la hauteur des Fonds au-dessus
de la mer, est d'environ 684,5 toises, et celle de Sixt, de
577,9 toises. La différence, comme on voit, n'est que de
306,6 toises; ainsi la station des Fonds est à peu près à cent vingt

à plus forte raison les *villageoises* dont parle encore M.ʳ J. A. de Luc, lesquelles *chaque jour de la
belle saison nous apportent* (à Genève) *les divers
produits des troupeaux des montagnes*, car nous
ne croyons pas qu'il en vienne de plus haut, que de
la grange des *treize arbres* sur le mont Salève,
et encore sont-elles à cheval (1).

Quant aux effets de l'habitude, il y a lieu de
croire que dans telle région où un individu souf-
friroit une fois de la rareté de l'air, il continueroit à
en être incommodé aussi long-temps qu'il y demeu-
reroit, sans que le malaise diminuât sensiblement.
« Il nous a paru, dit Desaussure, que les effets
généraux ont été à peu près les mêmes pendant
toute la durée de notre séjour sur le col du
Géant, c'est-à-dire, pendant dix-sept jours. En
arrivant, nous nous trouvâmes tous plus essouflés
que nous ne l'aurions été après avoir fait dans la
dernière matinée une montée égale à celle-là sur
une montagne moins élevée. Les jours suivans,
bien loin que l'incommodité allât en croissant,
nos compagnons, de même que mon fils et moi,

---

toises au-dessous de la moindre élévation, où, d'après Desaussure,
un petit nombre d'individus commencent à se plaindre des effets
d'un air plus rare.

(1) Cette grange *des arbres* (car depuis long-temps il n'y
en a plus *treize*) est de 596,4 toises au-dessus de la mer,
par conséquent de plus de deux cents toises moins élevée que
la région la plus basse où l'on a ressenti, quelquefois, les effets
de la rareté de l'air.

nous croyions nous être accoutumés à cet air : cependant, lorsque nous y faisions attention, et surtout lorsque nous faisions des essais dans ce but, nous trouvions que si l'on couroit, si l'on se tenoit dans une attitude gênée, et principalement dans une situation où la poitrine fût comprimée, on étoit beaucoup plus essouflé que dans la plaine, et cela dans une progression croissante ; en sorte que, de moment en moment, il devenoit plus difficile, et même enfin impossible de soutenir ces efforts. »

Enfin, sans être d'avis que des considérations tirées des causes finales puissent et doivent, en bonne logique, servir d'appui à l'explication des phénomènes soumis aux lois de la physique animée, on peut bien dire cependant, avec Desaussure, que la nature n'a point fait l'homme pour ces hautes régions au-dessus de la limite supérieure des neiges ; le froid l'en écarte ; et comme il n'y trouve ni animaux (1), ni plantes, ni même des

____

(1) M.ʳ J. A. de Luc élève cette espèce d'objection : Si la rareté de l'air pouvoit affecter le corps humain, que deviendroient ces chasseurs aux chamois, qui passent chaque jour du fond des vallées au sommet des hautes montagnes ? Nous répondons à cela, qu'à moins d'être poursuivis, les chamois ne gagnent jamais des sommités de 1500 toises, qui dans notre climat sont au-dessus de la limite des neiges. Car quelle nourriture pourroient espérer de trouver ces animaux sur des glaciers ? Sans doute on en rencontre occasionnellement à de plus grandes hauteurs, mais ils ne font que passer, tels furent ceux qui

métaux, rien ne l'y attire ; la curiosité et un désir ardent de s'instruire, peuvent seuls lui faire surmonter pour quelques instans les obstacles de tout genre qui en défendent l'accès (1). »

Les seules épreuves à notre connoissance, que nous ayons jusqu'à présent sur le nombre des battemens du pouls à de grandes hauteurs, nous les devons à Desaussure, et encore sont-elles peu nombreuses. Pour tirer des conclusions tant soit peu certaines, d'expériences de ce genre, il ne faut s'attacher qu'aux résultats moyens, et ces derniers devroient, pour mériter notre confiance, être fournis par un grand nombre de cas individuels.

Les physiciens ou les naturalistes qui s'élèvent occasionnellement sur de hautes sommités, sont, à notre avis, des sujets moins propres pour déterminer la fréquence du pouls due à la rareté de l'air, que ne le sont les guides eux-mêmes. Ces derniers, en général un peu apathiques et impassibles, n'ont qu'un assez foible intérêt pour l'espèce de spectacle qui se déploie devant leurs yeux, et qui n'est souvent pas nouveau pour eux; tandis que c'est précisément le contraire pour les physiciens, toujours très-désireux de remplir le but du voyage

---

vinrent égayer la sauvage solitude de Desaussure sur le col du Géant, et qui se rendoient de la vallée d'Aoste en Savoie.

(1) Voyages dans les Alpes, § 2021.

qu'ils se sont proposé, et dont ils sont toujours plus ou moins préoccupés (1).

Pour que les conséquences tirées, fussent solidement basées et comparables, il faudroit que les individus soumis aux expériences, fussent dans tous les cas, les mêmes, ce qui n'est guère possible : et par une sorte de fatalité, ceux qui instituent les expériences et contre les dispositions desquelles on

---

(1) Fordyce, médecin scrutateur et profond, pose en principe, que la fatigue de l'esprit, comme celle du corps, développe des symptômes de fièvre, qu'elle épuise la constitution, et porte au sommeil, à moins que, par une opiniâtreté aussi fâcheuse qu'elle est dangereuse, ou ne se roidisse contre ce besoin de la nature. « Un étudiant en mathématiques, dit-il, qui se seroit rendu maître de la démonstration d'un problème, ne seroit plus capable, après un exercice athlétique, d'en retracer l'enchaînement d'une manière satisfaisante. »

« Réciproquement, ajoute-t-il, un mathématicien qui viendroit de suivre pour la première fois, une démonstration longue et pénible, ne seroit nullement propre à se livrer tout de suite après à un excercice de corps violent et soutenu. » *A third dissertation on Fever*, pag. 29.

Le savant Auteur d'un cours de physique destiné à l'enseignement national en France, ouvrage qui dans ces dernières années, fut entrepris et publié par des ordres supérieurs, nous disoit un jour, que forcé de remplir cette tâche dans un espace de temps limité, il s'étoit vu dans le cas de prendre, contre sa coutume, deux ou trois heures de repos dans la journée. Du principe admis par Fordyce, s'il est fondé, chacun tire aisément cette conséquence, que deux causes de fatigue qui agissent conjointement sur le corps humain l'épuisant plus qu'une seule, les physiciens et les naturalistes doivent, toutes choses égales d'ailleurs, ressentir davantage les effets de la rareté de l'air, que les guides qui les accompagnent.

peut le plus objecter, sont ceux-là même qui se présentent par-tout.

Sur le sommet du Mont‑Blanc, l'estimation moyenne du pouls de trois personnes, savoir de M.ʳ Desaussure, de son domestique et de Pierre Balmat, son guide, fut de 100,5 pulsations par minute de temps.

Le jour suivant, à Chamouni, dans les mêmes circonstances que sur la cime du Mont-Blanc, l'évaluation moyenne du pouls des trois mêmes individus fut de 60,5 pulsations. La différence est donc de 40 pulsations, pour une différence de pression de l'air sur le corps, égale à 7176 livres, poids de marc (1).

Il faut remarquer que des trois sujets mis en expérience sur le sommet du Mont-Blanc, on ne tâta le pouls à deux d'entr'eux, qu'après quatre heures au moins de repos ; car pour Desaussure, il fut occupé pendant tout le temps de son séjour ; et dit-il, « quoique je ne perdisse pas un seul moment, je ne pus pas faire dans ces quatre heures et demie, toutes les expériences que j'avois fréquemment achevées en moins de trois heures au bord de la mer. »

Les différences respectives des battemens du pouls chez le guide, le domestique et Desaussure, sur le Mont-Blanc et à Chamouni, furent entr'elles

---

(1) Nous négligeons à dessein dans ces calculs arithmétiques, les quantités fractionnaires au-dessous d'une demi-livre, poids de marc.

comme les fractions $\frac{98}{49}$, $\frac{112}{60}$ et $\frac{100}{72}$, c'est-à-dire, que relativement à l'état habituel du pouls de ces trois individus, Desaussure avoit, sur la cime du Mont-Blanc, le moins de fièvre, et le guide au contraire le plus des trois.

L'évaluation moyenne de trois épreuves faites par Desaussure sur la fréquence de son pouls, pendant le temps qu'il passa au col du Géant, est de 81,3 battemens par minute. En supposant que son pouls eût alors été, à Chamouni, ce qu'il y fut le lendemain du jour qu'il monta sur le Mont-Blanc, savoir, à 72 pulsations par minute, on a une différence de 9,3 battemens par minute, pour une différence de pression équivalente à 4804 livres, poids de marc.

Quant aux expériences faites comparativement sur la Roche-Michel et au Mont-Cenis à la poste, l'estimation moyenne du pouls de six personnes, au nombre desquelles se trouvoient Desaussure lui-même, M.ʳ son fils aîné et leur domestique, se trouva dans la première station de 104 $\frac{2}{5}$, et dans la seconde de 98 $\frac{2}{5}$ battemens par minute, pour une différence de pression de l'air sur le corps, égale à 5016 livres, poids de marc.

En séparant, d'après la remarque de Desaussure, ceux qui avoient eu mal au cœur sur le sommet de la Roche-Michel, de ceux qui étoient demeurés bien portans, la différence moyenne d'avec l'expérience faite sur le Mont-Cenis à la poste, est de 9 $\frac{1}{2}$ pulsations pour les premiers, et seulement 2 $\frac{2}{3}$ pour les autres.

Desaussure, qui n'avoit pas été incommodé sur la Roche-Michel, et qui trouva que son pouls avoit été de douze pulsations plus fréquent qu'au Mont-Cenis à la poste, cherche à rendre compte de cette différence, par l'action continuelle où il fut pendant deux heures qu'il passa sur la Roche-Michel ; mais comme sur le sommet du Mont-Blanc, où il alla postérieurement à la Roche-Michel, il fut encore plus occupé, savoir pendant quatre heures et demie au lieu de deux, et pourtant avec douze pulsations de moins par minute, il est clair que la plus grande fréquence de son pouls sur la Roche-Michel dépendoit de quelque autre cause que de celle à laquelle il l'attribuoit alors. J'entrevois même que la différence des pulsations entre la Roche-Michel et le Mont-Cenis à la poste, eût été bien plus grande, si au lieu de compter le pouls quelques minutes après l'arrivée, on eût attendu, comme sur la montagne, un séjour qui équivaloit au moins à deux heures de repos.

L'analyse du cas de la Roche-Michel où Desaussure fit ses expériences, sur une corniche étroite au-dessous de laquelle étoit un horrible précipice à pic, paroît, plus que toute autre, favorable à l'opinion de MM. Meyer d'Arau, que le danger qu'on court sur les hautes montagnes, entre pour beaucoup comme cause de la fréquence du pouls ; mais si ce cas n'est pas à l'abri de toute objection, il en est tout autrement de celui du col du Géant, du Mont-Blanc, et même de celui de Mr Gay-Lussac ; d'ailleurs en pareille matière, on ne doit compter, nous le répétons, que sur des résultats moyens, et non pas individuels ; car, si Desaussure eut le pouls plus fréquent sur la Roche-Michel que sur le Mont-Blanc, il n'en fut pas de même de son domestique.

Les seules conclusions sûres qu'on puisse tirer du sujet de cette note, nous paroissent être :

1.º Que dans les limites de hauteurs qu'il est au pouvoir de l'homme d'atteindre, il existe une série de symptômes, au nombre desquels on peut surtout compter l'accélération de la respiration et de la circulation, qui sont dûs à la rareté de l'air ;

2.º Que les symptômes en question surviennent tout-à-coup, à différentes hauteurs absolues, suivant les tempéramens et les constitutions individuelles.

On pourroit jeter directement des lumières sur ce point de physiologie animale, en étudiant d'abord avec soin sur des animaux, le rapport qu'il y a entre le nombre des inspirations et celui des pulsations, puis en plaçant ensuite ces mêmes animaux sous le récipient de la pompe pneumatique, dont on raréfieroit l'air progressivement. On dira peut-être que l'intérêt de la question ne justifieroit pas la cruauté de telles expériences ; dans ce cas, nous nous bornerons à exprimer le désir, que les physiciens et les naturalistes qui s'élèvent à de grandes hauteurs, ne veuillent pas négliger cette occasion de multiplier les essais sur la fréquence du pouls et celle des inspirations.

TABLEAU des principaux effets de la différence de pression de l'air sur l'économie animale.

HAUTEURS en toises, au-dessus de la mer.	PRESSION DE L'ATMOSPHÈRE, en livres, poids de marc, sur le corps humain.	nombre DES BATTEMENS DU POULS par minute.	LIEUX ET NOMS DES OBSERVATEURS; effets divers provenant de la rareté de l'air.
toises.	livres.		
3600	9521		M.ʳ Gay-Lussac, en ballon, sentit sa respiration sensiblement gênée, et accélérée ainsi que son pouls.
3051	10950	. . . .	MM. A. de Humboldt, Bonpland, etc., à 250 toises de la cime du Chimborazo, rendent du sang par les lèvres, les gencives et les yeux.
2773	11475	. . . .	Volcan d'Antisana : au rapport de Humboldt, les bœufs qu'on trouve dans les plaines qui sont au-dessous du cône, vomissent du sang quand on les chasse.
2450	12539	100,3	Cime du Mont-Blanc ; Desaussure.
1792	14492 ½	101,3 (1)	Roche-Michel ; Desaussure.
1763	14910	81,3	Col du Géant : Desaussure.
1736	. . . .	. . . .	Col du Mont-Cervin ; les mulets souffrent de la rareté de l'air : Desaussure.
982	17508 ½	. . . .	Mont-Cenis à la poste.
525	19714	. . . . . , . .	Chamouni.
200	21214	. . . .	Genève.
0	22165	. . . .	Au bord de la mer : Bar. à 28 pouces 2 lignes.

(*Note transmise à l'Auteur, par son disciple et son ami M.ʳ J. F. Berger, médecin.*)

(1) Ce nombre est le résultat moyen des battemens du pouls, chez les individus qui n'avoient pas eu mal au cœur.

TABLE DES AUTEURS ET DES OUVRAGES

A.

ALEXANDER, Edouard. Medical Commentaries,
15.th vol.

ALIBERT, Nouveaux élémens de Thérapeutique, 3.e édit.

B.

BAILLIE, Matth., Traité d'anatomie pathologique du
corps humain, traduction française.

———— Medic. trans. published by the College of Physicians in London, 4.th vol.

BAUMES, Traité élémentaire de Nosologie.

———— Annales de la Société de médecine pratique de
Montpellier, Tome 12.e, année 1808.

BERGIUS, Sammlung, auserlesener abhandlungen zum
Gebrauche practischer Aerzte, vol. X.

BICHAT, Recherches physiologiques sur la vie et la mort.

BLACKALL, J., Observations on the nature and cure of
Dropsies, to which is added an Appendix,
containing Several cases of Angina pectoris,
with dissections, London, 1813.

BLACK, S., Memoirs of the medical Society of London,
vol. 6, pag. 41.

BOUGUER, Voyage au Pérou.

BREWER et DELAROCHE, Bibl. Germ. Médico.-chirurg.,
Tom. II.

BUTTER, W., Treatise on the disease commonly called
Angina pectoris, London, 1791.

C.

Cœlius Aurelianus , Chron.

Corvisart , Essais sur les maladies organiques du cœur.

Cullen, First lines of the practice of Physic.

———— Élemens de Médecine pratique, traduits par

———— M.r Bosquillon.

———— Synopsis nosologiæ methodicæ:

D.

Darwin , Zoonomia.

Delaroche et Brewer, Bibl. Germ. Médico-Chir., T. II.

Deluc, J. A. Recherches sur les modifications de l'atmosphère , Paris 1784.

Desaussure, H. B. Voyages dans les Alpes.

Desgranges, Jour. de méd. de Paris , 2.e vol.

Desportes, E. H., Traité de l'Angine de poitrine.

Dumas, Journal de méd., de chirur., etc. vol. XXXIII.

Duncan, Annales de médecine, pour l'année 1801.

Dupuytren , Bulletin de la Société Philomatique , an. 1807, et Biblioth. médicale, an. 1807.

E.

Elsner, Abhandlung über die brustbraüne. Kœnigsberg, 1778.

F.

Fordyce, A third dissertation on Fever.

Fothergill , London medical observations and inquiries , vol. V.

G.

Gaubius , Sammlung, auserlesener abhandlungen für practische Aerzte, vol. I.

Gay-Lussac , Relation de son voyage aérostatique.

Godwin , Annales de littérature médicale étrangère, par Kluiskens, in-12, 4.

H.

HALLER , Elementa Physiologiæ.
——————— Opusc. patholog.
HAMILTON , Medic. Comm. , vol. IX.
HAYGARTH, Med. Trans., vol. III.
HEBERDEN , W. , Medical Trans. vol. II, III.
——————— Commentaries on the history and cure of
    diseases.
HESSE , Frid. Christ. Got. Specimen inaugurale me-
    dicum de anginâ pectoris, Halæ, 1800.
HILL , Medical and physical Journal, vol. XVII.
HOFFMANNI Consultationes.
HOOPER , Journal of the medical society of London., vol. I.
HUMBOLDT , ALEX., Extrait de plusieurs lettres, Voyez
    Annales du muséum d'hist. natur., Tom. II.

J.

JAHN , Journal de Hufeland, vol. XXIII.
JOHNSTONE, Mémoires de la société de médecine-pra-
    tique de Londres, vol. I.

K.

KRIEGELSTEIN , Journal de Hufeland , vol. XIX.

L.

LALLEMENT, Journal de médecine de Paris, avril 1788.
LEE PERKINS , W. , Mémoires de la Société de médecine
    de Londres , vol. III.
LEROUX , J. J. , Journal de médecine, chirurgie, phar-
    macie , etc., Tom. IX.

M.

MAC-BRIDE, Introduction méthodique à la théorie et à
    la pratique de la médecine.
——————— Medic. Comment. , vol. V.
MACQUEEN, The London medical Journal, vol. V.

Stoeller, apud Hufeland, vol. XVII.

T.

Thomas , Modern practice of physic., 4.th edit.

W.

Wall, Med. Trans., vol. III.

Wichmann, Fragmens sur l'Angine de poitrine: voyez
Journal général de médecine, de chirurgie
et de pharmacie, Tom. XXXIX.

Willis, De morbis nervosis.

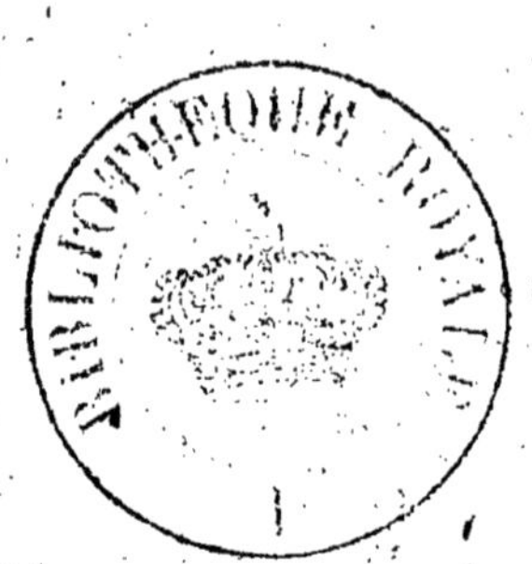

FIN DU MÉMOIRE.

FIN DE LA TABLE DES MATIÈRES.